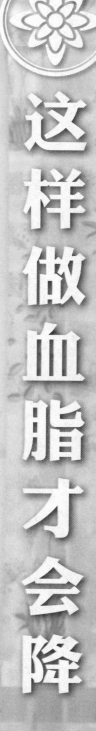

这样做血脂才会降

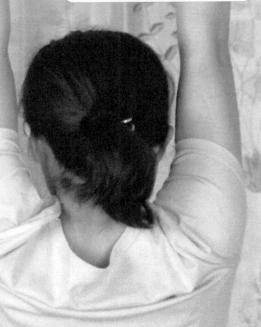

余瀛鳌　陈思燕　编著

中国中医药出版社

·北京·

前 言

　　据统计，我国血脂异常患者已突破2.2亿。除了老年人血管老化引起的高血脂外，越来越多的中青年人都加入了"高血脂大军"。尤其是常年加班应酬的"职场精英"、无酒肉不欢的"吃货"、不爱运动的"宅人"等，都是高血脂的候选人。

　　很多人在体检时查出高血脂，但往往因为没有不适而不引起重视，拒绝吃降脂药，生活方式也依然如故。任其发展的结果就是出现更为严重的疾病，如动脉硬化或动脉内壁长斑块、冠心病、中风、痛风、糖尿病等，特别是由此诱发的心血管疾病，正以每年超过300万的速度夺去人们的生命。

　　高血脂是一种慢性发展的基础性疾病，与不良生活方式息息相关。因此，想要控制好血脂，除了药物治疗外，千万不要忽视改善和调整生活方式所起到的作用。本书就是想为每一位高血脂患者提供日常生活管理方面的指导。在了解疾病常识的基础上，从改变不良生活方式入手，通过日常的饮食、运动、起居、情绪、药物等方面的细节改善来调养疾病，做到治疗与生活相辅相成，高度融合，达到良性循环的状态，从而缓解和控制病情，预防并发症及意外危症的发生。

中医养生保健是我国防治疾病的特色和优良传统，"治未病"的思想深入人心，即便是对于无法根治的疾病，只要善于调养，也一样可以做到与疾病和谐共存，减轻病痛和不适，提高生活质量，延年益寿，这也是中老年保健的理想状态。本书将中西医治疗高血脂的经验相结合，既讲解了西医治疗的原则、方法，又提供了一些有效的中医药膳食疗方，以及简单易行的经络保健按摩法，居家保养非常实用。

最后，希望读者通过本书，能在思想上重视、行动上调理好自己的生活，达到配合治疗、健康生存、防控疾病发展、改善生活质量的目的。

编者
2018年6月

目录

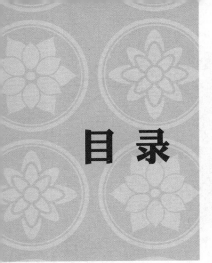
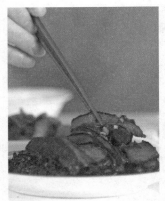
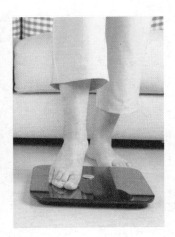

壹 关于血脂，一定要知道的那些事

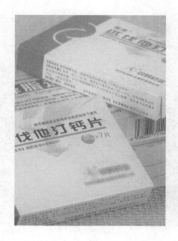
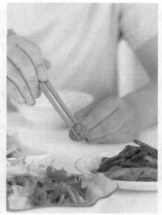
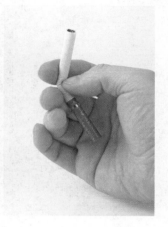

贰 控制饮食，降脂的第一步

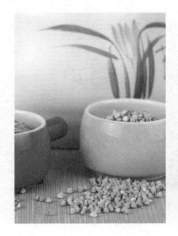
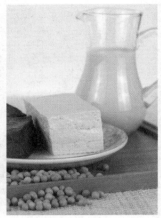
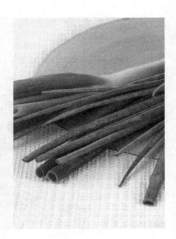

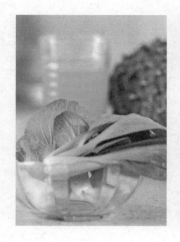
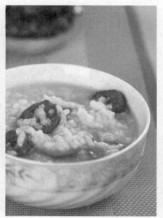
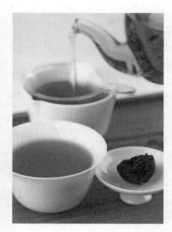

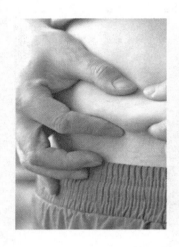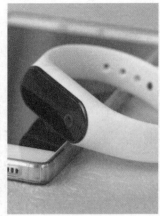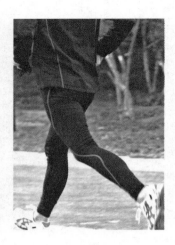

叁 加强运动，让脂肪燃烧吧

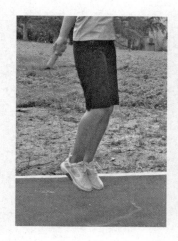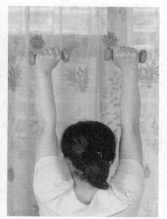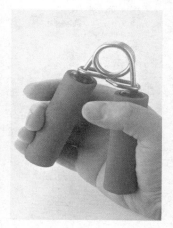

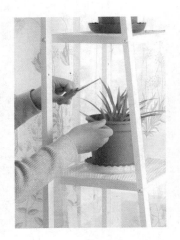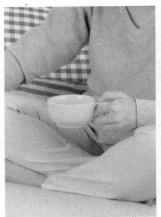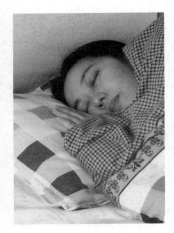

肆 生活习惯，一点一滴来改善

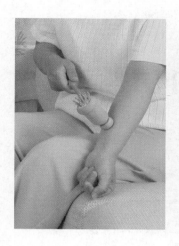
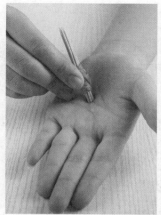
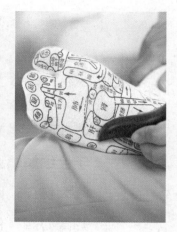

伍 经络穴位，有效降脂的捷径

陆 保持好心情，降脂的心理疗法

柒 安全用药，把副作用降到最低

附录

壹

关于血脂，
一定要知道的那些事

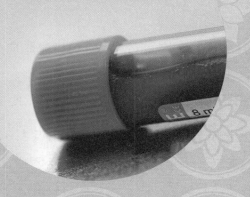

高血脂——
隐匿的血管杀手

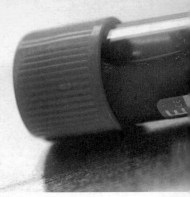

血脂和高脂血症

血脂是血浆中所含脂肪类物质的总称，它在维持人体正常生理活动中发挥着重要作用。血脂的主要成分为甘油三酯和胆固醇。

高脂血症指血脂异常偏高。一般分为3类：高甘油三酯血症、高胆固醇血症和混合型高脂血症。

高脂血症

血脂

甘油三酯　　　二者均偏高为"混合型高脂血症"　　　胆固醇

甘油三酯偏高为
"高甘油三酯血症"

属于中性脂肪的一种，主要参与人体内能量的代谢。

胆固醇偏高为
"高胆固醇血症"

属于类脂（类似脂肪的物质）的一种，主要用于合成细胞浆膜、类固醇激素和胆汁酸。

高血脂有什么危害

　　血液中的脂类过多，容易沉积在血管壁上，形成斑块，使血管变窄，影响血流，是导致动脉硬化、冠心病的"始作俑者"。一旦斑块脱落，又是造成心脑血管梗阻的致命元凶。

　　高血脂被称为"隐匿的血管杀手"，这是因为很多人血脂异常并没有明显的不适症状，而血管却正被慢慢阻塞，一点点向动脉硬化、心血管疾病发展。

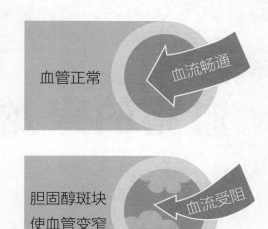

血管正常　血流畅通

胆固醇斑块
使血管变窄　血流受阻

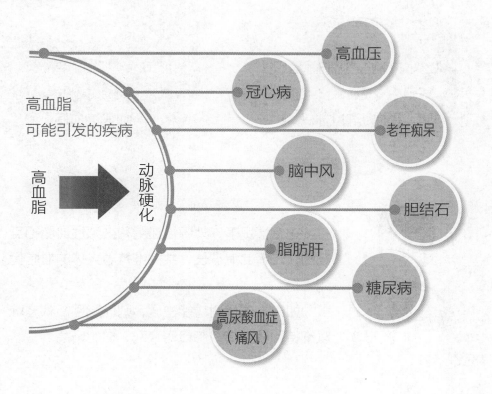

高血脂
可能引发的疾病

高血脂 → 动脉硬化

高血压

冠心病

老年痴呆

脑中风

胆结石

脂肪肝

糖尿病

高尿酸血症
（痛风）

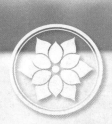

血脂的来龙去脉

血脂从哪里来

内源性血脂（体内合成）

在人体肝脏、脂肪等组织细胞中分泌、合成的血脂，是血脂的主要来源

外源性血脂（食物摄入）

由饮食中吃进高脂肪食物，经小肠吸收后进入血液的血脂

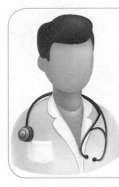

正常情况下，外源性血脂和内源性血脂相互制约，二者此消彼长，共同维持着人体的血脂代谢平衡。

如果人体代谢功能失调，则血脂平衡状态难以维持，就会造成脂代谢紊乱，血脂升高。

甘油三酯造成"将军肚"

肝脏和小肠是合成甘油三酯的主要场所。甘油三酯大部分储存于腹部、皮下和肌肉间的脂肪组织中，因此，甘油三酯高的人多"大腹便便"，有明显的"将军肚"。

人体饥饿时，甘油三酯从脂肪组织中"动员"出来，产生人体活动需要的能量，以满足生命活动和体育运动（打球、跑步等）的需要，所以，适度饥饿和保持运动才能使脂肪"燃烧"，对减少甘油三酯、控制腰围十分有效。

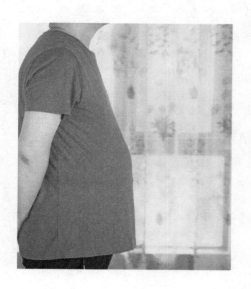

胆固醇有利有弊

胆固醇遍布全身各处，是所有组织、器官的细胞组成成分。尤以脑及神经组织中最为丰富，在肾、脾、皮肤、肝和胆汁中含量也很高。

人体内大部分的胆固醇靠自身合成，肝脏是胆固醇的主要合成部位。即使没有摄入胆固醇，体内仍能自行合成，而不致造成胆固醇缺乏。

正常情况下，过多的胆固醇可经肝脏代谢，并以胆汁酸的形式排至肠道，最终排出体外。但在排泄不畅的异常情况下，过多的胆固醇容易沉积在血管壁上，造成粥样斑块、动脉硬化，阻滞血流。

但胆固醇并非是对人体有害的物质，过低的话，也容易造成贫血、免疫力下降等问题。所以，保证胆固醇正常的供给和代谢平衡非常重要。

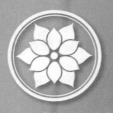

你的血脂达标吗

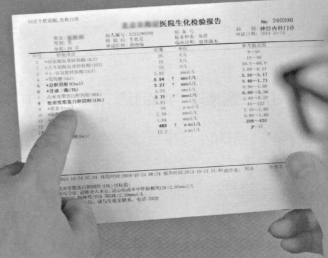

看懂血脂化验单

　　尽管血脂只占全身脂类很少一部分，但血脂指标却可基本反映体内脂类代谢的状况。

　　由于高血脂症状往往不太明显，要了解自己的血脂情况，就必须抽血化验血脂。

20 岁以上者应每 5 年检查一次血脂。

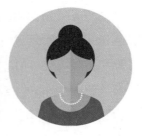

40 岁以上者应每年检查一次血脂。

有心脏病家族史、体型肥胖、绝经女性、嗜吃甜食、嗜烟、酗酒、习惯静坐、生活无规律、情绪易激动、精神常处于紧张状态者，尤其是那些已经患有高脂血症及心脑血管疾病（如冠心病、高血压、脑梗死）者，应在医生的指导下定期检查血脂。

TC、TG 均超标，为"混合型高脂血症"

TC 超标，而 TG 正常，为"高胆固醇血症"

血脂正常值

总胆固醇（TC）3.1~5.2mmol/L
甘油三酯（TG）0.4~1.7mmol/L
高密度脂蛋白（HDL）0.9~1.6mmol/L
低密度脂蛋白（LDL）<3.36mmol/L

TG 超标，而 TC 正常，为"高甘油三酯血症"

LDL 是脂蛋白中密度低、颗粒稍大的胆固醇，是目前最受重视的血脂指标。它容易附着沉积在血管壁上，形成粥样斑块，危害血管健康，又称为"坏胆固醇"。LDL 高最为不利。

LDL
低点好

HDL 是脂蛋白中密度高、颗粒小的胆固醇。它能促进脂类排泄，对血管有保护作用，又称为"好胆固醇"。HDL 高是一件好事，过低反而会增加心血管病的危险。

HDL
高点好

以上血脂正常值因各个医疗单位检测方法、实验条件差异，可能不完全相同。一般情况下，在化验单上都标有正常参考值，可对比测定的各项指标是否超过了正常范围。

小心血脂"虚高"

血脂含量受身体变化的影响比较大，如高脂肪饮食、服用药物、剧烈运动等。要想得到能反映血脂真实状况的数据，避免出现血脂"虚高"或"虚假正常"，影响医生判断，要注意做到以下几点。

空腹抽血，避免高脂肪饮食

高脂肪饮食后，血脂含量会大幅升高（甘油三酯升高尤其明显），甚至形成乳糜色，一般需3~6小时后才会逐渐恢复正常。

所以，查血脂常在饭后12~14小时采血，一般为早晨空腹状态下检测。如果第二天早上8点抽血，那么，前一天晚上8点以后就不要再吃东西了，可以喝水。

建议抽血前3天最好都不要高脂肪饮食，避免过度油腻。

避免急病期，小心服药

血脂检测应避免急性病发作期，最好在病愈3~6周后进行。抽血前不要服用避孕药及某些降血压药物等，以免影响血脂水平，导致检验误差。

前2周保持一贯的生活习惯

抽血前2周要保持平常一贯的生活习惯和饮食习惯，不要为了血脂低些就突击过"健康生活"，这样测出的血脂是一个自欺欺人的"假象"，不能反映真实状况，不利于医生诊断。

血脂标准因人而异

血脂化验单上的数值对于指导临床治疗具有参考意义。但由于每个人心血管疾病的危险因素不同，医生还要根据患者的具体情况来判断病情，确定适合的降脂方案。

即便是血脂检查指标正常，对于重点人群及有相关病史者，指标要求会更严格一些，即血脂水平应比普通人更低，才会降低心血管意外的发生率。

如已有冠心病或糖尿病等疾病，或者已经发生过心梗、中风的患者，血脂治疗值和目标值与化验单上显示的正常值是不同的。如何继续治疗和服药，一定要让医生综合判断后，给出个性化的治疗方案。

如正常人的低密度脂蛋白小于3.37mmol/L即可，而心脑血管高危人群则应小于2.6mmol/L，极高危人群需小于1.8mmol/L。

另外，也不是一次检查血脂高就需要服药。应首先进行饮食控制、加强锻炼、改善生活方式，坚持一段时间仍不能改善时，再考虑药物治疗。此外，在服用降脂药的同时，饮食、锻炼等生活上的控制也可以起到辅助疗效，是必不可少的。

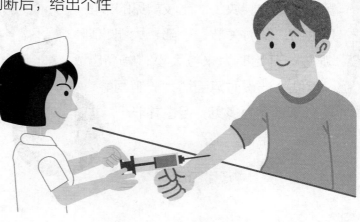

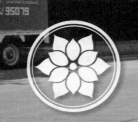

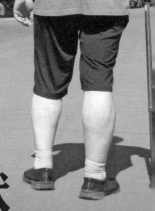

高血脂
不一定有明显症状

在通常情况下，多数高血脂者并无明显症状和异常体征，不少人是在体检验血时才发现高血脂。但如果仔细观察，如有以下这些状况时，提示有血脂异常的可能，最好去抽血检测一下血脂。

出现黄色瘤

高血脂者过多的脂质常常在真皮内沉积而形成黄色瘤（一种黄中带红的肿块）。比较常见的部位是眼睑、膝肘关节、手部、大腿、脚踝等。开始时为米粒大小，略高出皮肤，严重时范围增大。胆固醇高者更为多见，但也并非一定有。

眼睑部位的
黄色瘤

手部的
黄色瘤

脚踝部位的
黄色瘤

头晕、头痛、
疲乏、犯困

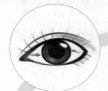

头晕犯困

由于高血脂造成隐形的动脉硬化，血液循环状况不佳，易出现头晕头痛、胸闷气短、倦怠乏力、容易犯困、健忘失眠、手脚发麻、四肢沉重等现象。如果经常出现这些问题，应该查一查血脂和血压。

黑眼球外
有一圈灰白环

角膜老年环

角膜老年环是黑眼球周边的一圈灰白环，是由类脂质沉着而形成，多见于老年人，也可能是高血脂（尤其是低密度脂蛋白）或血清胆固醇增高的眼部表现。一般不痛不痒，视力无明显下降，往往容易被忽视。如有出现，需检查是否有高血脂及动脉硬化。

腿肚经常
抽筋疼痛

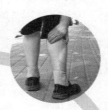

腿抽筋、沉重

腿肚经常抽筋，并常感到刺痛，是胆固醇积聚在腿部肌肉中的表现。走路常腿疼，感到费力、沉重，腿脚部位血液循环严重不良，甚至出现跛行、小腿肌肉萎缩，也是血脂高的表现。

双腿沉重，
走路疼痛、跛行

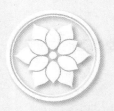

容易患高血脂的重点人群

有心脏病家族史者

高血脂、心脏病都有一定的遗传倾向，如果家族内有多位亲人患有心血管疾病，那么，你就是易患高血脂的重点人群，需要及早采取预防措施，积极主动地改善生活方式，把血脂控制在正常水平内。

女性腰围　　　男性腰围

不要超过 80 厘米　不要超过 90 厘米

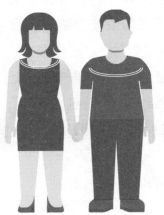

体型肥胖者

体型肥胖者血脂异常的概率较高，并容易同时患有脂肪肝、动脉硬化、高血压、心脏病、糖尿病等代谢障碍性疾病。

尤其是腰围大者，危险性更大。我国男性腰围≥90厘米，女性腰围≥80厘米，即为腹部肥胖，或称为"中心性肥胖"，是高血脂、高血压、高血糖的重点易患人群。

胖人易患高血脂，但并不是说瘦人就不会得高血脂。如在遗传、环境和其他疾病的影响下，瘦人也有患高血脂的可能。

45岁以上的男性

年龄是形成高血脂的重要因素。随着年龄的增长，人体代谢功能日渐下降，脂类不能充分排出，就沉积在血管中而引起高血脂、动脉硬化，也可以说，这是一种血管老化的表现。

中年男性往往多坐少动，体型发福，嗜好烟酒及大鱼大肉者多，生活和工作压力也较大，这些都是损害血管健康的因素。再加上男性没有女性那样的雌激素保护，所以，男性往往比女性更早发病。45岁以上的男性在一般体检中，高血脂、脂肪肝、高血压、痛风、糖尿病、心脏病的比例均明显升高，这些都与血脂异常有关。

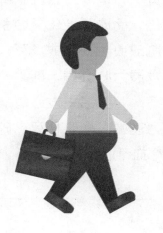

更年期女性

女性体内的雌激素有助于调节体内血脂平衡，有保护心血管的作用。所以，绝经之前，女性体内雌激素较高，高血脂的发生率远低于同龄男性。但在更年期绝经之后（50岁前后），雌激素水平显著下降，失去了激素的保护，血脂代谢就容易发生紊乱。据统计，女性绝经后，血脂异常率达60%，绝经早的比绝经晚的胆固醇更容易高。

因此，更年期女性是防患高血脂的重点人群，需注意控制饮食，加强运动，调理情绪，并加大血脂检测的频率。

多吃少动者

血脂的平衡除了由内分泌来调节外，摄入和消耗的平衡也非常关键。吃得过多而活动过少，久之必然造成气血瘀滞。所以，吃得营养过剩，平时又久坐少动的人患高血脂的概率较高。

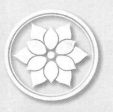

高血脂引发的慢性病

衰老从血管开始

俗话说，"衰老从血管开始"。高血脂是血管衰老的表现，也是病理性衰老的基础。高血压、冠心病、脑血管病、糖尿病以及肿瘤等疾病都与高血脂有关，因此血脂增高是困扰老年人健康的祸根。

"三高"是老年人常见的慢性病，高血压、糖尿病患者即便没有高血脂，在治疗时也往往需要同时服用降脂药，才能达到综合治疗、治标又治本的目的。

高血脂与这些疾病密切相关

冠心病

高血脂是与冠心病关系最为密切的疾病。血中脂肪量过高，沉积在血管内壁形成斑块，造成血管腔狭窄、硬化，而动脉硬化又会引起心肌缺血、缺氧或坏死，进而发展为心脏病，即为"冠心病"，并易引发心绞痛、心力衰竭、心肌梗死、猝死等心血管危症。

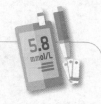
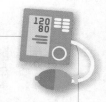

糖尿病

将近一半的糖尿病患者伴有高血脂。高血脂是脂类代谢障碍，糖尿病是糖类代谢障碍，二者都属于人体内分泌失调所致的代谢障碍性疾病，也被称为"同源性疾病"或"姐妹病"。

肥胖伴有高血脂者，由于胰岛素受体数相对减少，从而产生胰岛素抵抗，更易诱发糖尿病。

高血压

血压升高与高血脂有直接关系。血脂增高造成动脉粥样斑块，久之管腔变狭、弹性减弱、血流阻力增加，从而使血压升高。

高脂血症还能降低抗高血压药的敏感性，增加降压治疗的难度，因此，治疗高血压的同时，常常也要服用降血脂药，才能起到更好的作用。

痛风（高尿酸血症）

痛风与人体嘌呤代谢紊乱及尿酸排泄减少所引起的高尿酸血症直接相关，常表现为急性痛风性关节炎。痛风也是一种代谢障碍性疾病，有腹型肥胖、高血脂、脂肪肝、高血压、2型糖尿病及心血管病者，痛风的发病率较高。

大肠癌、乳腺癌

高脂血症是癌症的易患因素及病理基础，血脂代谢与多种恶性肿瘤密切相关。由于内分泌失衡，脂肪在体内分解代谢产生的自由基化合物有助于致癌物的活性而引起癌症，尤其对大肠癌、乳腺癌的发生、发展有促进作用。

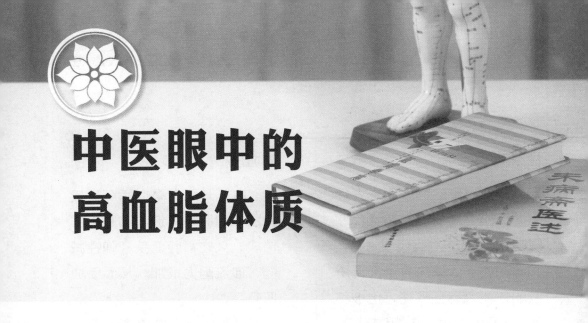

中医眼中的
高血脂体质

痰湿体质者易患高血脂

从中医角度看，血脂升高多是由于"痰浊中阻"所致（"痰浊"指痰湿所生秽浊之邪），进而造成血脉壅塞不通，而痰湿体质者是易患人群。

痰湿体质是一种由于过食肥甘、水液内停而痰湿凝聚，以黏滞重浊为主要特征的体质状态。此类体质者更容易出现高血脂以及胸痹、中风、消渴等证。

"胖人多痰湿"。这里的"痰"是指体内的黏稠性致病物，不仅是咳痰，还包括聚集凝结的脂类黏稠物。"湿"则指体内代谢后多余的水分津液等致病物。湿性重浊黏腻，更容易停滞，阻碍阳气活动。这些致病物质在体内积聚停留，不能运化消除，是致病的关键因素。

痰
体内的黏稠性致病物
（包括脂类物质）

痰浊中阻
痰＋湿，重浊黏滞
容易积聚内停

体内多余的水液
及水性致病物

湿

痰湿体质者主要有以下特征：

→形体肥胖，苹果型身材，腹部突出，肥满松软、下垂

→面部皮肤油脂较多，多汗且黏

→头晕胀痛，胸闷，痰多

→面色黄胖而暗，眼睑浮肿，眼袋明显

→身沉肢重，容易乏力倦怠

→舌体胖大，色淡，边有齿痕，舌苔白腻或口甜

→喜食肥甘油腻

→大便正常或不实

→小便不多或微混

脾肾阳虚者易患高血脂

由于脾肾阳气虚弱，身体循环、运化和代谢的推动力均较弱，使得该排出体外的脂肪等垃圾无力排出而积存于体内，形成高血脂。

脾肾阳虚者多形体虚胖肥白，形寒怕冷，手足欠温，精神倦怠，舌体淡胖，边有齿印，苔中根白腻，常有头晕耳鸣、腰膝酸软、腹胀纳呆、大便溏薄、小便清长、阳痿、滑精等现象。

此类阳气虚弱者多为均一性肥胖，腹部不突出，形体匀称，上下皆肥，虽然也是高血脂的易发人群，但危险性低于痰湿体质者。

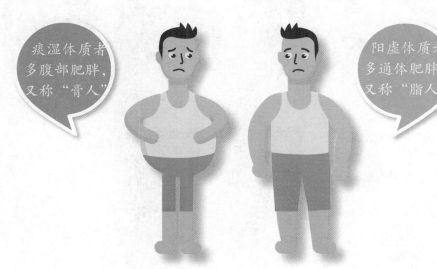

痰湿体质者多腹部肥胖，又称"膏人"

阳虚体质者多通体肥胖，又称"脂人"

肝肾阴虚者易患高血脂

肝肾阴虚者往往肝肾不足、肝阳偏亢，伤及脾胃，助生痰饮，或劳累、纵欲过度、耗伤肾精而致代谢失调，引发高血脂。

肝肾阴虚多见于中年以上形体并不丰腴者，常有眩晕、耳鸣、头痛、肢麻、腰膝酸软、口咽干燥、五心烦热、健忘难寐、舌红少苔等症状。不少体型偏瘦、紧张劳累的高血压患者同时兼有高血脂、动脉硬化，多是这类体质者。

肝胆郁滞者易患高血脂

肝胆郁滞者因长期情志不遂，肝的疏泄功能失常，肝胆气滞，血运不畅，使得膏脂布化失度。或因思虑过度，伤及脾胃，内生痰湿，均可导致血脂异常。因此，情志致病因素不可小视。

肝胆郁滞者多表现为性情抑郁、情绪不宁、经常长叹气，伴胸闷、小腹或胁肋胀痛、上腹胀闷、泛酸苦水，舌淡，苔薄白。妇女可见月经不调、经前乳胀、腹痛等。更年期女性是这类体质的高发人群。

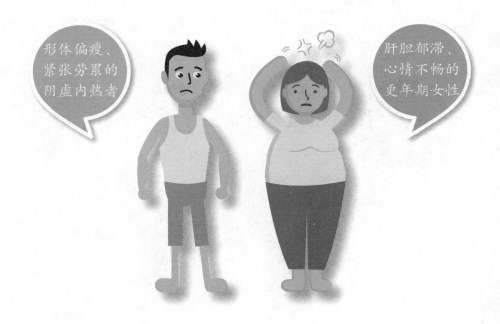

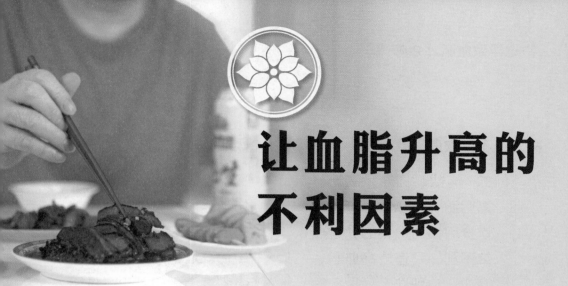

让血脂升高的不利因素

遗传基因

遗传基因的作用无法回避，必须正视。有心血管病家族史的人，可能会在比较年轻时就发生高血压、高血脂及动脉硬化，家族性肥胖者体重和血脂也都不容易控制。随着年龄的增加，这类人群的高血脂发病率明显高于普通人，而且病情发展相对迅速。因此，这类人群一定要通过生活方式的改善来提早预防和管控。

年龄增长

高血脂是人体代谢能力下降、血管老化的表现，是一种多发、常见的老年慢性疾病。随着年龄的增长，正常人的血脂都有上升的趋势。一般男性45岁之后，女性55岁之后，血脂异常的概率大大增加，而老年人高血脂更是比较普遍。

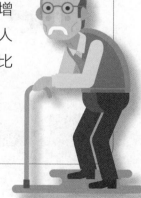

不良饮食习惯

高盐、高油、高糖、高脂肪、大量饮酒等不良饮食习惯对血管的健康非常不利，是造成高血脂、高血压、肥胖、糖尿病的重要因素。饮食习惯多是从小逐渐养成，不易改变，所以，这也是高血脂防治的重点和难点。

吸烟

烟中的一氧化碳会损伤动脉内壁，造成血管壁内皮细胞缺氧，导致动脉硬化。烟中的尼古丁可使高密度脂蛋白减少，低密度脂蛋白增加，引起胆固醇堆积形成脂肪斑块，从而加重动脉硬化，诱发及加重高血脂等心血管病。

久坐少动

如果是从事久坐不动、体力活动少、脑力劳动多的工作，平时又缺乏体育锻炼，高血脂的可能性就比体力劳动者要大，而且更加容易造成腹部肥胖的问题。

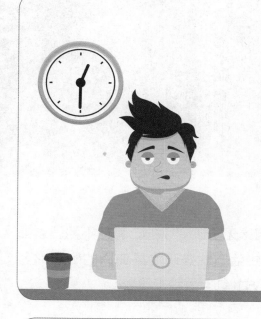

压力大，精神紧张

现代社会节奏快、竞争强，人们往往长期处于一种高度紧张的状态，精神压力非常大，过度亢奋和气滞血瘀的问题都会比较严重，使得高血脂、高血压、动脉硬化等心血管疾病的发病年龄日益提前。

不良情绪

高血脂是一种内分泌紊乱疾病，与心理状况密切相关。如果长期有抑郁、苦闷、焦虑、愤怒、悲伤等负面情绪，经常唉声叹气，会造成肝气郁结、气滞血瘀、内分泌失调，影响人体循环、运化及代谢。

劳累，熬夜

身体劳累、过度透支体力或脑力，会造成身体气血虚弱、阴阳失调，正常的脂类合成和代谢功能受损，导致血脂异常。尤其是长期熬夜、睡眠质量差，易加重肝肾阴虚而引起高血脂，是扰乱人体代谢功能、伤害血管的重要原因。

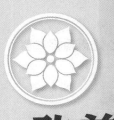

改善生活方式
是降脂必选"药方"

　　高血脂除了遗传基因和年龄因素无法改变以外，其他不利因素都是可以避免的。所以，改善不良生活方式是防治高血脂的必选"药方"。不论是否在服药治疗，生活方式都需要积极改变。

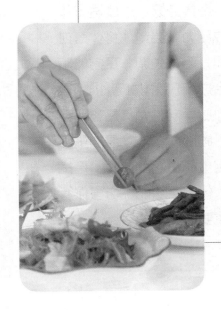

饮食清淡，少吃肥甘油腻

　　控制饮食是降血脂的重要因素。在日常饮食中，应遵循低盐、低脂、低糖原则，调味宜清淡，减少高脂肪、高胆固醇食物的摄入。多吃粗粮、蔬菜、水果、豆制品，少吃油腻的肉食、动物内脏等。每日限制热量摄入，每餐定时定量，不暴饮暴食。

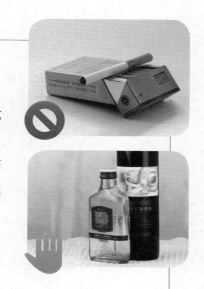

戒烟，限酒

吸烟有百害而无一利，尤其对血管危害极大，可加重动脉硬化，应彻底戒除。

少量饮酒有一定的活血通脉作用，而大量饮酒则会伤肝。肝是脂类代谢的重要场所，肝损伤则易发高血脂、脂肪肝等。此外，酗酒也易加重高血压及心血管病。因此，饮酒应限量。

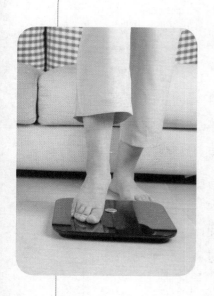

加强运动，控制体重

加强运动可燃烧脂肪，促进脂类代谢，达到减体重、降血脂的目的。尤其是腹部肥胖、腰围大又久坐不动的人，更应制定运动方案，督促自己每天完成一定的运动量。

此外，运动还能使血流畅达、心情愉快、精神振奋，脂肪变为肌肉，体魄更强健，免疫力更高。运动还有助于食物消化、排毒通便、提高睡眠质量，全面改善身体状态。

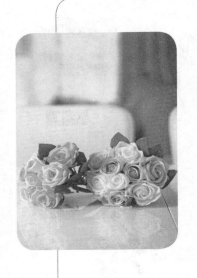

心情愉悦，心态平和

由于不良情绪等情志问题是诱发高血脂的因素之一，所以，在日常生活和工作中要注意保持良好的精神状态，让内心平和、放松一些，尽量减少争抢、浮躁、焦虑、紧张、郁闷等心理状态。如已经有不良情绪，要通过各种方法及时排解，正能量多一些，远离负能量，保持积极、乐观、友善、感恩的心态。

睡眠充足，劳逸结合

要保证每天有6个小时以上的睡眠时间，晚上在11点之前上床睡觉，切忌熬夜。彻夜加班的情况尽量避免，长期夜班、黑白颠倒的生活最好也不要太长。

日常工作和生活要劳逸结合，避免长时间劳作而出现体力透支、过度疲劳的现象，要确保每天有足够的休息和放松时间，不让身体超负荷运转。

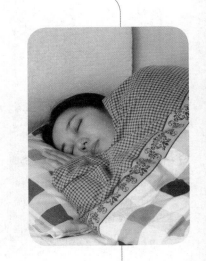

控制饮食，
降脂的第一步

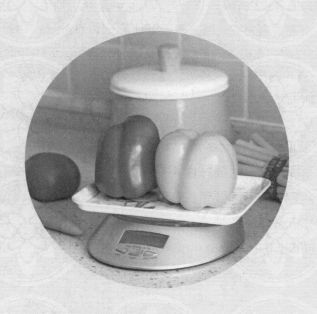

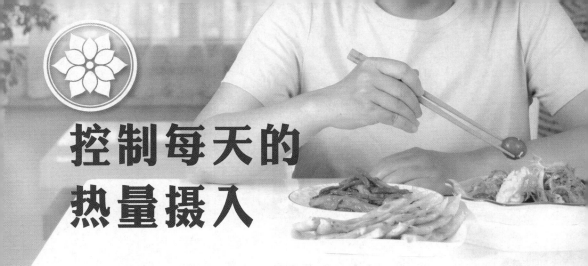

控制每天的热量摄入

入小于出，才能降脂减肥

　　减少脂肪、控制体重没有捷径，不外乎"少吃"和"多动"，调整好人体"入"和"出"的平衡。

　　"入"指每天饮食摄入的总热量，而"出"指一切消耗的热量（包括基础代谢、身体活动以及通过大小便、汗液等排出的热量）。这是一个动态平衡，当入大于出时，人体就慢慢发胖；当入小于出时，人体就慢慢瘦下来。

　　人的基础代谢约占每天能量消耗的60%~70%。人到中年之后，基础代谢会逐渐减少，有代谢综合征的人更加明显，再加上运动量也减少，此时如果进食量还和以前一样的话，就会日渐发福，腰围越来越粗。

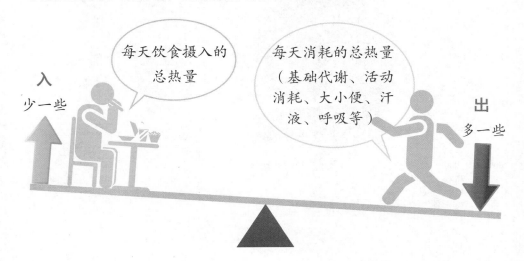

入　少一些

每天饮食摄入的
总热量

每天消耗的总热量
（基础代谢、活动
消耗、大小便、汗
液、呼吸等）

出　多一些

每天应摄入多少热量

人的进食量通常受食欲控制。正常生理状态下，食欲可以有效地控制进食量，保持健康体重，此时可以吃饱而不吃撑。但是由于种种原因，有些人不能有效地控制进食量，满足其食欲的进食量往往要超过身体的实际需要，造成过多的能量摄入，引起超重、肥胖。此时就需要适当限制进食量。

根据《中国居民膳食指南》提供的数据，以我国城市18~59岁的轻体力劳动者为准，每日平均应摄入的热量为：男性2200千卡，女性1800千卡。

读者可以根据自身的情况调整摄入量。身材瘦小及活动量少的人可适当减少，身材高大、活动量较大、体力劳动多的人可适当增加。

超过60岁的老年人，基础消耗多有降低，摄入量应相应减少。

对于肥胖以及超过60岁的高血脂患者来说，更应加强对热量摄入的控制。建议每天的能量摄入在一般人的基础上，再减少300~500千卡，即男性1700~1900千卡，女性1300~1500千卡。

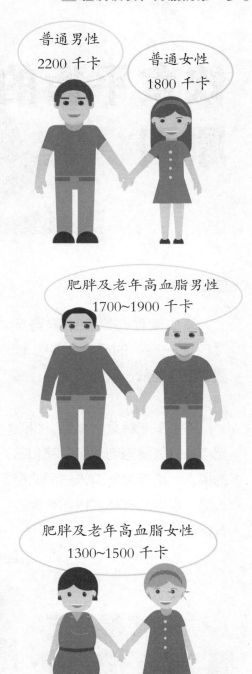

普通男性 2200 千卡

普通女性 1800 千卡

肥胖及老年高血脂男性 1700~1900 千卡

肥胖及老年高血脂女性 1300~1500 千卡

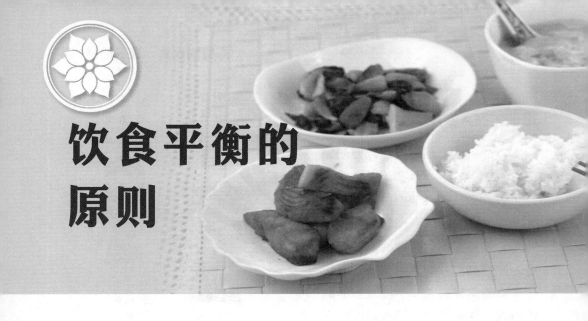

饮食平衡的原则

四低一高

高血脂者在饮食中要遵循"四低一高"的原则，即：低脂、低胆固醇、低糖、低盐、高膳食纤维。

除了多吃蔬菜、水果，少吃肥肉外，还要控制油脂、糖和盐的摄入，适当控制精米白面的摄入量，但牛奶等高蛋白质食物应有保证。

🔔 从饮食摄入的碳水化合物（如精米、白面等）进入人体后都分解为糖，是用于生命活动的首选能量来源。

🔔 没有消耗掉的多余糖分会转化为脂肪储存在体内。所以，即便只是主食吃得多，没有吃肥肉，也会有脂肪生成。

🔔 消耗热量时，只有在体内糖分不足的情况下才会动用脂肪，转化为糖来维持体能。所以，脂肪储存容易、消耗难，如果再多吃少动，这个特点就更为突显。

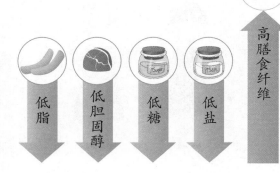

低脂　低胆固醇　低糖　低盐　高膳食纤维

荤素搭配

要想饮食平衡，应要做到荤素搭配。

肉类等高脂肪、高胆固醇食物要少吃，但也不是不能吃，只要控制摄入量，并搭配清淡的蔬菜、豆腐及豆制品、水果等，有荤有素，才是真正的饮食平衡。

有不少人认为高血脂患者就应该全素食，这也是不对的。适当的脂肪和胆固醇对人体健康有益，过少的话容易引起体质虚弱、贫血、早衰、脑力衰退，也容易诱发一些恶性肿瘤。尤其是对于老年人，适当吃肉非常有必要。

粗细搭配

对于高血脂等心血管病患者来说，单一的精米、白面远不如粗细搭配的复合主食来得健康。尤其应多加些粗杂粮、薯类，如糙米、燕麦、荞麦、玉米、小米、红豆、绿豆、红薯、土豆、芋头、南瓜等，以增加膳食纤维的摄入，起到降脂减肥及通便的作用。

在制作菜肴时，多选择高纤维食物，如绿叶菜、海带、萝卜、木耳等。不要将食物切得过细、煮得过烂，口感不妨稍微粗糙一些，多保留一些膳食纤维。如蔬菜的粗梗、叶等，能保留的尽量保留，对畅通肠道、刮油排毒很有好处。

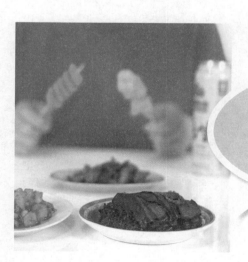

高脂肪、高胆固醇饮食，缺少蔬菜搭配，这样吃，血脂必然升高！

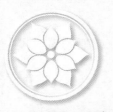

脂肪有利弊，不必谈"脂"色变

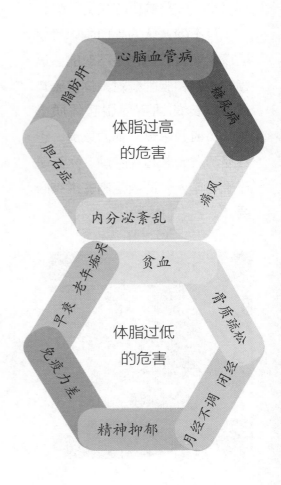

脂肪过多、过少都不好

脂肪是由甘油和三分子脂肪酸合成的甘油三酯，是细胞内良好的储能物质。 人体脂肪太高或太低均不利于健康，保持适度最为重要。千万不要因为减肥、减脂就谈"脂"色变，拒绝一切脂肪摄入。

脂肪除了提供热能，其主要作用还有保护内脏、维持体温、协助脂溶性维生素的吸收、参与机体各方面的代谢活动，尤其对维持人体神经系统、免疫系统、生殖系统等具有关键作用。

体脂过高的危害
- 心脑血管病
- 脂肪肝
- 糖尿病
- 痛风
- 内分泌紊乱
- 关节炎

体脂过低的危害
- 贫血
- 老年痴呆
- 早衰
- 骨质疏松
- 免疫力差
- 月经不调 闭经
- 精神抑郁

脂肪家族三兄弟

脂肪中的主要成分——脂肪酸，根据其种类和长短的不同，分为三大类：饱和脂肪酸、单不饱和脂肪酸和多不饱和脂肪酸，可以称为"脂肪家族三兄弟"。这三兄弟个性、特点不同，对人体健康也有不同的影响。

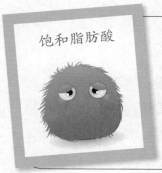

饱和脂肪酸

性格内向、固执、死板，喜欢宅在家中，最不易被分解消耗，而是沉积在体内，增加胆固醇，是造成高血脂及心血管病的元凶。它一般来自红肉（牛肉、猪肉）、全乳制品及棕榈油、椰子油等植物油中，是需要限制摄入的。

个性平和中庸，既不死板，也不活跃，能恰到好处地降低坏胆固醇，维持或提高好胆固醇，对人体健康比较有益。它一般来自于花生、橄榄油、花生油中。这样的脂肪摄入没有危险。

单不饱和脂肪酸

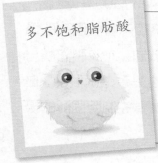

多不饱和脂肪酸

性格外向，极其活跃，喜欢到处跑，既能降低坏胆固醇，也能降低好胆固醇。它一般来自于鱼类、坚果及玉米油、葵花籽油中。对于高血脂患者来说，这样的脂肪可以多吃些。

胆固醇，
适量摄入最合理

胆固醇并非只对人体有害。虽然胆固醇过高有患上心血管疾病的隐患，但胆固醇过低，对人体免疫系统、大脑及神经系统、生殖系统、血液系统等均有不利影响。尤其是老年人，不要过度限制胆固醇摄入，应控制好摄入量，维持其代谢平衡。

人体的胆固醇有自身合成的，也有从外部摄入的。通过食物摄入的胆固醇仅占体内合成胆固醇的1/7~1/3。也就是说，吃进来的胆固醇其实只是一小部分。

即便是吃进了相同量的胆固醇，不同个体对胆固醇的吸收以及对血脂的影响也差别很大，这主要与遗传和代谢状态有关。

部分人群在摄入胆固醇高时会抑制自身胆固醇的合成，从而起到自我调节作用，使血脂不会过度上升。但有些人这种调节能力较差。

最新研究显示，膳食胆固醇的摄入量与冠心病发病和死亡风险没有直接关系。因此，2013年，中国营养学会在《中国居民膳食指南》建议中，去掉了对饮食摄入胆固醇的限制量值（2000年版是每天不超过300毫克）。

但这并不意味着胆固醇的摄入可以毫无节制。血液胆固醇与心血管疾病的关系是确凿的，血脂偏高者还是要控制胆固醇的摄入。

胆固醇广泛存在于动物体内，尤以脑、骨髓中最为丰富，在肾、脾、肝等内脏中含量也很高。此外，皮下、卵也是胆固醇的聚集之处。

零胆固醇食物——放心吃

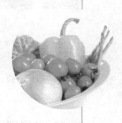

植物性食物普遍不含有胆固醇，而含植物固醇。这类物质不易为人体吸收，摄入过多还可抑制胆固醇的吸收。所以，高血脂者可以放心多吃豆类、谷类、蔬菜、水果等食物，对降血脂非常有益。

中、低胆固醇食物——限量吃

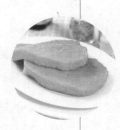

低胆固醇食物是指每100克食物中胆固醇含量低于100毫克的食物。种类有：瘦肉（猪、牛、羊）、兔肉、黄鱼、带鱼、去皮鸡鸭肉、鲤鱼、鲳鱼、海蜇皮、牛奶、海参等。

中胆固醇食物是指每100克食物中胆固醇含量为100～200毫克的食物。种类有：草鱼、鲫鱼、鲢鱼、鳝鱼、河鳗、甲鱼、蟹肉、猪排等。

高胆固醇食物——少量吃

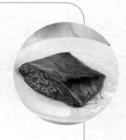

每100克食物中胆固醇含量超过200毫克的为高胆固醇食物。高血脂等心血管病患者要少吃一些。此类食物主要包括动物内脏、蛋黄、动物油、鱼子、蟹黄等。

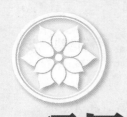

巧用烹调油，
健康、美食两不误

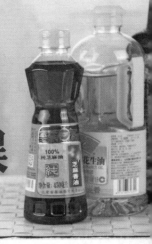

植物油是首选

植物油在室温下呈液态，其主要成分为油酸、亚油酸、亚麻酸等不饱和脂肪酸，可降低甘油三酯和LDL（坏胆固醇），升高HDL（好胆固醇），在体内可起到降血脂、改善血液循环、抑制血小板凝集、防止动脉硬化斑块和血栓形成的作用，对心血管疾病有良好的防治效果。因此，建议烹调用油以植物油为主。

烹调用植物油包括：花生油、大豆油、菜籽油、玉米油、芝麻油、橄榄油、棉籽油、调和油等。

单一油种的脂肪酸构成不同，营养特点也不同，所以，应经常更换烹调油的种类，多种植物油轮着用。

调和油一般由2种以上的植物油调配而成，通过选择不同种类植物油，合理配比脂肪酸的种类和含量，对人体健康更为有益。

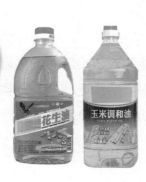

植物油轮换着吃

动物油尽量少用

动物油在室温中呈固态，以饱和脂肪酸为多，胆固醇含量也很高，对降血脂尤为不利，应尽可能少用。

常用的动物油包括：猪油、黄油（牛油）、羊油、奶油等。

烹调用油要限量

不论哪种油，都含有大量脂类物质，需要控制好总摄入量，做到每日烹调用油不超过25克（约30毫升）。

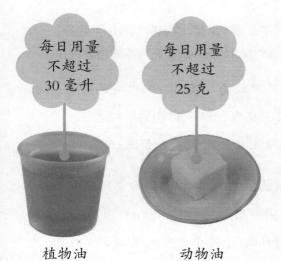

每日用量
不超过
30毫升

每日用量
不超过
25克

植物油　　　　　　动物油

少用油的烹调法

用油少的烹调方法有蒸、煮、炖、焖、急火快炒等。用煎的方法代替油炸，也可减少烹调油的摄入。

用橄榄油凉拌是健康的吃法。橄榄油最适合凉拌蔬菜食用，但炒菜口味会差一些，不妨通过其他调味料来弥补。

以酸奶代替沙拉酱、蛋黄酱等拌沙拉，可以减少大量脂肪和胆固醇摄入，因为沙拉酱中富含奶油、黄油，其脂肪、胆固醇及热量均很高，对健康不利。

选择肉类
有讲究

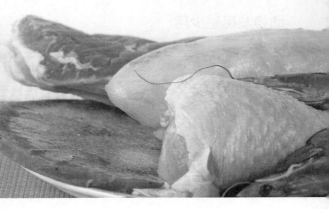

    肉类是动物性脂肪的主要来源，古人说"五畜为益"，可见，适当的肉食对健康是有益的。肉类食物富含优质蛋白、脂类、脂溶性维生素和钙、磷、铁等矿物质，是平衡膳食的重要组成部分。不要认为清淡饮食就是拒绝肉类，而是要科学合理地吃肉，既要控制脂肪摄入，又要防止出现营养不良、身体虚弱的状况。

禽肉——性价比高

    禽肉主要有鸡、鸭、鹅等肉类。禽肉的肉质细嫩，消化率较高，从补充优质蛋白质的角度看，其性价比相当高，是补充营养的理想食物。

蛋白质	16%~20%，吸收率较高，鸡肉＞鹅肉＞鸭肉
脂肪	9%~14%，鸭肉＞鸡肉，以不饱和脂肪酸为主
维生素	以 B 族维生素、维生素 A 为主

🔔 禽肉中，脂肪较少的是胸脯肉，可适当多吃，而皮所含脂肪偏高，最好少吃翅和皮。烹调禽肉尽量避免油炸。

🔔 中医认为"鸡为风禽，鸭为补禽"，对于老年人来说，多吃鸡肉容易动风，一些患有心脑血管病的老年人则宜少吃鸡肉。

鱼肉——血管卫士

鱼肉有海鱼、河鱼，品种很多。鱼肉的肉质细嫩，消化率高，高蛋白、低脂肪，富含维生素和矿物质，对维护血管健康、预防心脑血管疾病非常有利。

蛋白质	平均为 18%，蛋白质利用率高
脂肪	平均为 5%，以不饱和脂肪酸为主
维生素	以维生素 A、维生素 D、维生素 E 为主
矿物质	富含磷、钙、锌、硒、碘等

畜肉——补血最佳

畜肉主要有猪、牛、羊等肉类。畜肉的肌肉颜色较深，呈暗红色，故有"红肉"之称。肉的颜色越深，所含血红素铁就越多，补血效果越好，但肥肉中脂肪含量很高。

蛋白质	牛肉、羊肉 20%，猪肉 13%
脂肪	猪肉 18%，羊肉 14%，牛肉 4%，均以饱和脂肪酸为主（比较不健康）
矿物质	铁、钙、磷等含量极高，且吸收率高

🔔 多吃瘦肉，少吃肥肉。同样是红肉，瘦肉中的脂肪及胆固醇含量要低很多，所以，吃肉时最好去掉皮、肥肉部分，少吃肥牛、五花肉，只吃纯瘦部位。

🔔 少吃加工肉制品（如火腿、香肠等），避免油炸、煎、烤。

🔔 猪肉含脂肪更高，而牛肉最低，所以，畜类首选牛肉。

37

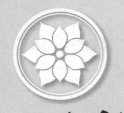

远离
动物内脏

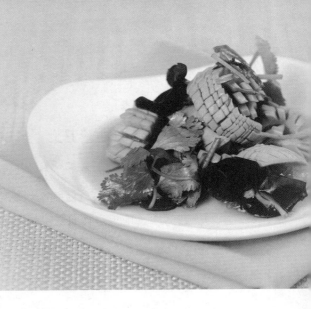

　　各种动物内脏均含有大量胆固醇，尤其是脑、肝、肠、肾等部位，是动物胆固醇合成、储存或代谢的场所，胆固醇含量极高，对高血脂及心脑血管病患者非常不利，应尽量少吃。

1 碗卤煮，1 碗炒肝，再来 5 串大腰子！

不能这样吃！

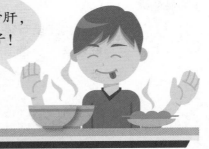

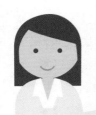

脑

　　动物脑是动物体内含胆固醇最高的部位，猪脑中含胆固醇又堪称冠军。每100克猪脑含有胆固醇2571毫克（羊脑为2004毫克，牛脑为2447毫克）。

　　猪脑在涮火锅时经常出现，是火锅界的明星食材，高血脂及心脑血管疾病患者一定要慎食。

肝

　　肝脏是脂肪和胆固醇的合成场所，胆固醇含量仅次于脑部，其脂肪以饱和脂肪酸为主，是高脂肪、高胆固醇食物，多吃动物肝对高血脂及脂肪肝患者相当不利。

　　爱吃猪肝、羊肝、鸡肝、鸭肝、鹅肝的人很多，炒肝、熘肝尖、爆鸭肝、鹅肝酱等名菜香滑细嫩、十分美味，且动物肝补血效果也很好，但考虑到脂肪和胆固醇的因素，高血脂者还是要限量食用。

肠

　　动物大肠负责吸收营养，也是脂肪和胆固醇合成、转化及储存的重要场所。此类食物高脂肪、高胆固醇，且口感十分肥腻，如有名的九转大肠、卤煮等，高血脂者均不宜多吃。

肾、胃、心

　　动物其他内脏的胆固醇含量低于以上三种，但也不可小视。

　　动物肾又称为"腰子"，如猪腰、羊腰，常用来爆炒或炖汤，烧烤味道极佳，爱这一口的人一定要适可而止。

　　动物胃又称为"肚"，如猪肚、羊肚、牛肚，常用来涮锅、爆炒或炖汤，有一定养胃作用，但胆固醇偏高。

　　动物心常用来爆炒或烧烤，如烤鸡心、爆鸭心，有一定养心补血的作用，但胆固醇高的弊病不可不防。

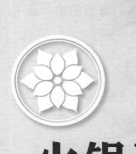

火锅这样吃

　　火锅是各地都非常流行的饮食，热闹、红火、不拘束、有气氛、搭配随意、丰俭由人，是朋友聚餐时的首选。但对于高血脂者来说，要特别注意食物选择和进餐方法，否则，一不小心就会摄入超量的脂肪和胆固醇。

火锅汤底的选择

清水、菌汤锅底最好，开水里稍加些葱、姜、菌菇、香料，这样的锅底含油脂少，且能保持食材的原汁原味。

麻辣红汤含红油及辣椒等调味料，味道麻辣浓香，油脂含量很高，且油脂可能被反复使用，高血脂者不宜。

鸡汤、排骨汤等肉类浓汤锅底比较油腻，脂肪含量高，尤其是长时间炖煮的带骨高汤，脂肪及骨髓物质溶在汤中，呈奶白色的，尽量少点，涮后喝汤更应避免。

食材的选择

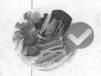
应多选择叶菜、根茎类、菌类、豆制品等新鲜天然的食材，其中叶菜量应占一半。

少选择畜肉、禽肉，尤其是肥肉较多的部位，如羊尾、上脑、肩胛、脊背、腹部等。最好不要选择内脏类食物。可多选择鱼肉或海鲜，以补充蛋白质的不足。

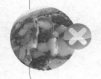
少选择半成品肉制品，如午餐肉、火腿肠、培根、鱼丸，这些食物脂肪及含盐量均很高。

进食的正确顺序 —— 先菜后肉

要先涮蔬菜，最好是根茎类和叶菜，把胃部填充一些，再吃肉类，可以控制进食量。而且，先涮菜时，汤汁还不油腻，可以减少脂肪摄入。

菜类不宜久煮，尤其是叶菜，熟了马上捞出，否则会产生大量嘌呤物质溶在汤中，香菇、豆腐本身嘌呤含量就偏高，高血脂兼有痛风者要格外注意。

吃肉要靠后，等菜吃得半饱了，再开始吃肉。肉要彻底煮熟再捞出，吃多少涮多少，不要一次放太多。海鲜、肉类久煮不捞出，也会导致汤中嘌呤过高，引发痛风。所以，尽量不要喝涮肉后的肉汤。

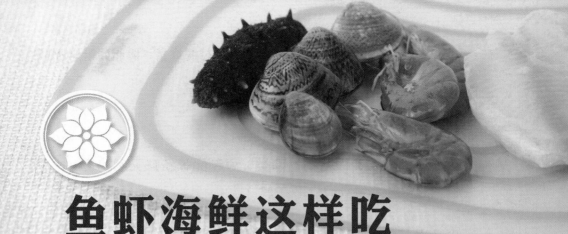

鱼虾海鲜这样吃

鱼虾海鲜都是水产动物类食品，但它们有各自不同的特点。高血脂者在食用时要区别对待。

鱼类

淡水鱼包括草鱼、鲤鱼、鲢鱼、鲈鱼、黄鱼等。其肉质细嫩，高蛋白、低脂肪，热量也较低，脂肪以不饱和脂肪酸为主。

淡水鱼以清蒸、炖汤最佳，既可保证其鲜美的味道不流失，又避免添加过多的烹调油。

海水鱼包括鳗鱼、三文鱼、金枪鱼、带鱼、罗非鱼、龙利鱼、沙丁鱼等。蛋白质、脂肪及钙、磷、铁、锌、硒、碘等矿物质含量均高于淡水鱼，不饱和脂肪酸含量更高，健脑益智及保护心血管的作用优于淡水鱼。

海水鱼自带盐分，烹调时要少放盐。

鱼头、鱼子均是高脂肪、高胆固醇食物，不宜多吃。

虾、蟹、墨鱼、鱿鱼

虾、蟹也有海产及河产之分，从营养价值上看，海产高于河产，其蛋白质的含量也更高。

🔔 虾头、虾皮、蟹黄都是胆固醇非常集中的地方，不宜多吃。

鱿鱼、墨鱼不属于鱼类，是一种海洋软体动物。其脂肪含量极低，胆固醇含量偏高，但因其富含牛磺酸，能增加脂质和胆固醇的溶解性，清除坏胆固醇，所以，对预防高血脂和动脉硬化有益无害，适量食用没有问题。

🔔 鱿鱼、墨鱼常用于爆炒、烧烤或做成鱼丸，烹调时避免用太多油脂和调料。

贝壳类

贝壳类食物也是餐桌上的常见美味，如牡蛎（生蚝）、鲜贝、干贝、蛤蜊、海螺、鲍鱼等。普遍具有高蛋白、低脂肪、高矿物质的特点。其胆固醇含量也比较高，但因其富含卵磷脂及牛磺酸等活性物质，有助于胆固醇的代谢，尤其可以清除坏胆固醇，所以，贝壳类食物总体有益心血管健康。

🔔 贝类食物多爆炒、清蒸或煮汤，以保留其鲜美的原味，烹调时最好不要放太多厚重的调味料。

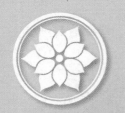
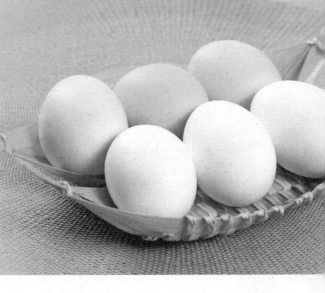

明明白白
吃鸡蛋

　　鸡蛋、鸭蛋、鹌鹑蛋、松花蛋等蛋类是具有全营养的食物，也是优质蛋白质的重要来源。蛋类食物也让高血脂者常有戒心，是因为蛋黄中含有大量胆固醇。但从整体营养价值看，蛋类食物不可放弃。

蛋白质	全蛋为 12%，蛋黄>蛋清，氨基酸组成最完整，优于其他动物性蛋白
脂肪	10%~15%，其中 98% 存在于蛋黄中，以单不饱和脂肪酸为主（较为健康）
胆固醇	蛋黄中胆固醇含量高，1 个蛋黄约为 200 毫克
维生素	以 B 族维生素、维生素 A、维生素 D、维生素 E 为主
矿物质	富含钙、磷、铁、锌、硒等

　　蛋黄的营养价值远高于蛋清，不能仅仅因为胆固醇高就丢弃蛋黄，一方面胆固醇有好有坏，另一方面，蛋黄中所含的卵磷脂也有降低胆固醇的作用，所以不可对胆固醇一概而论。

一般人群每天吃1个或多个鸡蛋，不会导致高血脂或心血管病，但任何食物摄入都要有个度，鸡蛋同样不能吃太多。

《中国居民膳食指南（2016）》建议：健康人在其他食物（奶类、肉类和鱼虾）都正常摄入的情况下，每周吃鸡蛋不要超过7个。如果其他食物摄入不足，可多吃鸡蛋代替一部分。

高血脂者在健康人的标准下应适当减少，一般来说，每2天吃1个全鸡蛋是没有问题的，每周3~4个全鸡蛋比较合适。

关于鸡蛋的谣言和误区很多，以下几点需要特别说明。

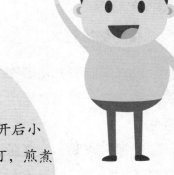

每2天吃1个全鸡蛋

不要煎煮过火

鸡蛋一般在水烧开后小火继续煮5分钟即可，煎煮太久会使蛋白质凝固，口感变硬，影响消化吸收。

不要吃生鸡蛋或喝生鸡蛋清

生鸡蛋不容易消化，且不利于蛋白质及其他营养素的吸收，还容易有细菌污染问题，不卫生。

红皮蛋、土鸡蛋不会更有营养

鸡蛋皮颜色与鸡品种有关，土鸡蛋指散养鸡下的蛋，不论如何宣传，这些蛋的营养价值与普通鸡蛋没有太大差别。

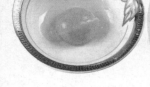

鸡蛋、豆浆不相克

豆浆只要充分煮开，就不会抑制蛋白质的消化吸收，鸡蛋与豆浆同时食用没有问题。

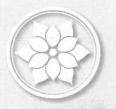

慎吃蛋糕点心，
小心反式脂肪酸

反式脂肪酸危害大

反式脂肪酸多是植物油氢化产生的，是一种对健康十分不利的物质。

有研究表明，反式脂肪酸摄入量多时，可升高LDL（低密度脂蛋白，坏胆固醇），降低HDL（高密度脂蛋白，好胆固醇），从而增加高血脂、动脉硬化及冠心病的危险性。

最新版《中国居民膳食指南》中，单列一小节内容，建议人们远离反式脂肪酸，其所提供能量的比例不可超过总能量摄入的2%。

氢化植物油原本是为了代替不健康的动物油，既有润滑的口感，又极大降低了成本，因此成为西式糕点的常用材料。

一般反式脂肪酸占总脂肪酸的比例为：

氢化植物油 14%~34%

人造奶油 7%~31%

起酥油 10%~38%

高温处理会增加反式脂肪酸含量。烹调时习惯将油加热到冒烟以及反复煎炸食物，油中反式脂肪酸的含量也会增加。

这些食物要小心

高血脂者在日常饮食中，尤其要注意那些含反式脂肪酸高的食物，特别是饮食习惯比较西化的人，需格外关注。

反式脂肪酸大量存在于氢化油脂、人造奶油、起酥油中，而这些物质经常作为原料，用于西式糕点及需要长期保存的包装食品制作。

🔔 凡是松软香甜，口味润滑的含油（植物奶油、人造黄油等）食品，一般均含有反式脂肪酸。

🔔 购买包装食品时先看食物配料表，如果配料表中有"氢化植物油、代可可脂、人造奶油、起酥油、植物奶油、人造酥油"等成分，均含有反式脂肪酸，不宜多吃。

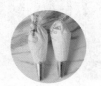

植物性奶油、沙拉酱

奶油蛋糕、布丁

炸薯条、炸鸡腿

曲奇、饼干、泡芙、薄脆饼、蛋黄派

奶油面包、烘焙食物

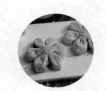

方便面，麻花、酥皮点心

珍珠奶茶、咖啡伴侣或速溶咖啡

雪糕、冰淇淋、巧克力

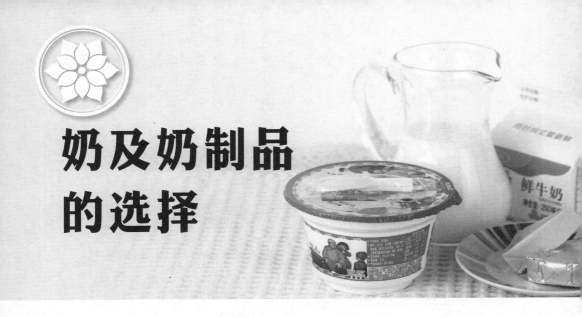

奶及奶制品的选择

　　牛奶以及酸奶、奶粉、奶酪等乳制品是补钙的理想食物，且乳蛋白容易消化吸收，是不可缺少的优质蛋白质。

蛋白质	平均为 3%，消化率高，为优质蛋白质
脂肪	全脂奶 3%，低脂奶含量在 0.5%~2%，脱脂奶一般低于 0.5%
胆固醇	偏低
维生素	以 B 族维生素、维生素 A、维生素 E 为主
矿物质	富含钙、磷、钾等，钙的利用率很高，是补钙的最佳来源

　　建议每人每天饮奶300克（约250毫升），或相当量的奶制品。

　　选择低脂奶和脱脂奶，可以大大降低脂肪和胆固醇的摄入量，同时又保留了牛奶的其他营养成分，适合高脂血症、肥胖及心脑血管疾病等要求低脂膳食的人群。

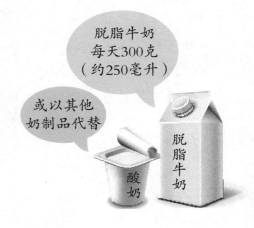

脱脂牛奶每天300克（约250毫升）

或以其他奶制品代替

酸奶

脱脂牛奶

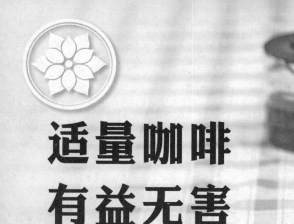
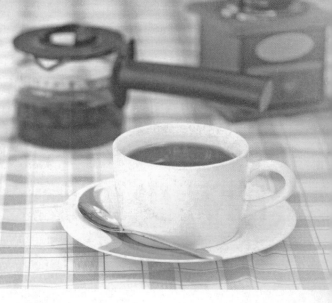

适量咖啡
有益无害

咖啡经常为人诟病，认为是不利于健康的。其实，咖啡有利有弊，只要适合自己体质，保证在适量范围内饮用，对降脂、减肥、促进代谢是有利的。

咖啡中的咖啡因除了可以提神醒脑外，其含有的活化脂肪酶可以将脂肪分解为脂肪酸和甘油，促进体内脂肪燃烧。此外，咖啡中所含的绿原酸与咖啡因的作用类似，可加速脂肪分解。二者作用结合在一起，一般在20分钟后，即可让体内的脂肪燃烧起来，如果此时进行运动，降脂减肥的效果更好。

但喝咖啡也不能过度。一般每天喝咖啡不超过3杯，不会引起血脂升高，反而会促进脂代谢，降低胆固醇，并能提振精神、增强脑力、缓解疲劳头痛、促进排便。超过3杯的话，就容易引起高血压、心慌、失眠、烦躁易怒等不适，尤其是高浓度咖啡更为不宜。

喝咖啡最好喝纯咖啡，可以加脱脂牛奶调拌，但最好不要加咖啡伴侣（奶精含反式脂肪酸）。此外，血压控制不良者不宜喝咖啡。

运动前20~30分钟喝杯咖啡，降脂效果更好！

加脱脂鲜牛奶，不要加奶精哦！

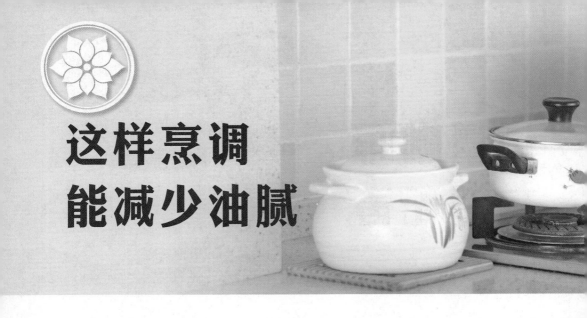

这样烹调
能减少油腻

简单烹调，避免煎炸

　　高血脂患者烹调时应尽量多用清蒸、快炒、凉拌、烫涮、煮炖等方法烹饪菜肴。

　　合理的烹调方法可以减少食物营养成分的损失，并能尽量保留住食物原有的维生素、矿物质和膳食纤维，使蛋白质更容易吸收，减少脂肪和胆固醇的摄入。

　　从原则上讲，烹饪方法越简单、调味料用得越少，越能保证口味清淡、营养完整，对健康越有利。

　　油煎、油炸的烹调方法是应尽量避免的。

　　一方面，煎炸用油量很大，增加了脂肪的摄入。

　　另一方面，很多肉类食物煎炸时要包裹上一层淀粉糊，以增加风味和固定造型，但这种方法不仅很吸油，而且还多摄入了淀粉，更是雪上加霜，造成油脂、糖分、热量均超标。

　　如果是馒头、土豆等淀粉类食物，煎炸时也会吸入大量油脂，使原本清淡的主食或蔬菜变成了高油、高脂的不健康食品。

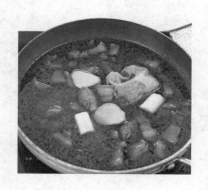

小火慢炖可减少油脂

长时间炖煮有助于降低肉类的脂肪和胆固醇含量。

比如很多人爱吃的红烧肉十分肥腻，是高脂肪、高胆固醇的代表。但有研究显示：随着烹调时间的延长，猪肉中的饱和脂肪酸不断降解，其含量呈下降趋势。猪肉炖煮2.5小时后，饱和脂肪酸减少40%~50%，达到最低，同时，不饱和脂肪酸不断升高，在2.5小时后达到最高，如亚油酸升高近21%，而胆固醇含量下降51%。

因此，吃红烧肉这类高脂肪肥腻食物时，小火慢炖2.5小时是最佳方法。

熬肉汤要撇净浮油

熬制肉汤时，会有大量脂肪浮在汤面上，形成一层浮油，制作时要随时撇去浮油，保持汤色清爽，减少汤的油腻感。

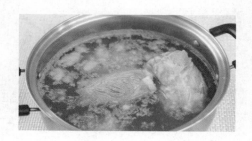

奶白汤不宜多喝

有不少人喜欢"奶白汤"。奶白色的鸡汤、鱼汤浓香诱人，它是先将鸡肉或鱼肉油炸，然后再加水充分熬煮，使动物脂肪充分在汤中乳化而成。脂肪越多，汤色越浓白。此法做出的汤高油高脂，高血脂者不宜多喝。

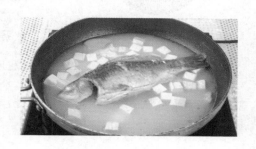

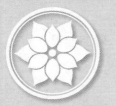

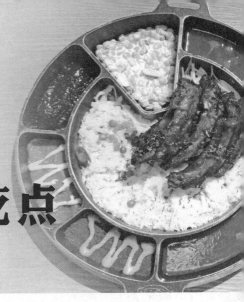

外出点餐，
这些美味少吃点

　　大城市中，外出就餐的人非常多，送餐外卖也特别发达，很多人一日三餐至少有二餐不自己开伙，而是外食，这就要特别留心点餐的学问了。点对了，美味又健康；点错了，浓油重口，慢慢发胖，血脂、血糖可能都控制不好。

　　以下这些餐食在我们日常生活中经常遇到，比较典型。偶尔吃一二顿并无大碍，但如果经常吃或一次吃过多的话，对高血脂患者十分不利。记得要少点、少吃哦！

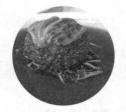

红烧狮子头

原料中猪肥肉比例很高，口感比较油腻。

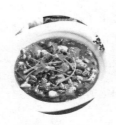

水煮鱼

完全以油为加热介质，脂肪含量过高。

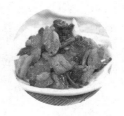

回锅肉

炒的时候用油多，且肉是比较肥的猪五花肉。

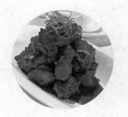

糖醋排骨

重油，排骨是肉中脂肪含量偏高的，且需经过油炸，盐、糖超标。

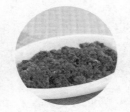

粉蒸肉

重油，五花肉，且米中吸入大量油脂。

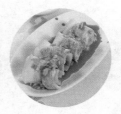

蒜泥白肉

以肥膘猪五花肉为主，加辣油、酱油等，高脂、重口。

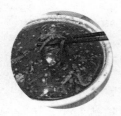

毛血旺

超重油，上面要泼上厚厚的一层油，原料中动物内脏杂碎过多。

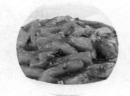

鱼香茄子

茄子需要油炸，且茄子特别吸油，再加上辣油，素菜也高脂。

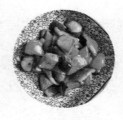

地三鲜

茄子、土豆都极吸油，油炸后含脂量很高，拌饭更为不宜。

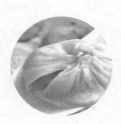

灌汤包

以猪五花肉、肉皮冻、蟹肉、蟹黄、猪油等为原料，高油高脂。

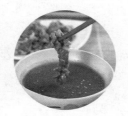

涮羊肉

羊肉较肥腻，短时间涮烫不利于脂肪分解，热量及油脂均较高。

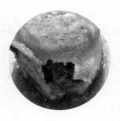

牛肉饼（门钉肉饼）

用牛油、牛肉制作，一口咬下去会滋出油，凉时则可见凝固的牛油，十分油腻。

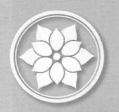

适度调味，
盐和糖不宜多

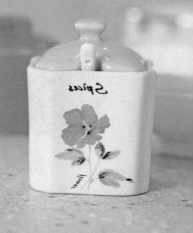

控制用盐，别吃太咸

高盐饮食是高血压、高血脂、动脉硬化的元凶之一。中国营养学会建议每人每天食盐摄入量为6克，而心脑血管疾病患者最好能控制在4~5克。

每日盐摄入量是指一天中所有进食的总盐量，包括酱油等调料和其他食物中的盐量。所以，减去这些"隐藏"起来的食盐摄入，真正在烹调中加入的盐应该在3~4克。

一把标准盐勺为2克，也就是说，一天的烹调用盐为2勺。

此外，酱油、老抽等调味料也不要多用，咸味重的食物不宜多吃。

用糖太多，热量超标

调味用糖太多、饮食偏甜，容易造成热量超标，不仅血糖会升高，过剩的糖还会转化成脂肪，在身体内储存起来，进而引发肥胖、高血脂，所以，血脂偏高者也不可多吃糖。

最好改掉嗜好甜食、吃什么都加勺糖的习惯，如果觉得糖放少了不好吃的话，可以尝试通过葱、姜、蒜、辣椒、醋、柠檬等调味食物来增加风味。

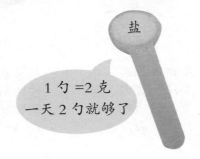

盐

1 勺 =2 克
一天 2 勺就够了

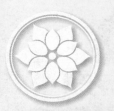

戒烟没商量

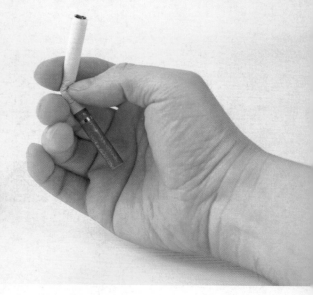

吸烟是一种容易上瘾的不良嗜好，对健康有百害，对于心脑血管的危害更大。

香烟燃烧后，形成的有毒物质一氧化碳、尼古丁和焦油，不光对肺有害，诱发肺癌的形成，还会加速动脉硬化、高血脂、高血压、冠心病、中风、外周血管病的发生。

吸烟后由于肾上腺素和去甲肾上腺素的分泌增加，可使心跳加快、血压升高，损伤血管内膜，导致血管内膜变得毛糙，吸引胆固醇、脂肪沉积，造成动脉粥样硬化。一旦动脉硬化发生，与动脉紧密相连、靠血管运送血液营养的心、脑、肾、眼等全身器官都会受到影响，甚至形成血栓堵塞血管，并引发心肌梗死、脑梗死、脑出血、肾衰竭等严重并发症。对于已经有心脑血管病者，抽烟可促使心室颤动的发生，甚至引起猝死。

所以，心血管病患者不是要少抽烟而已，而是一定要下定决心，坚决戒烟没商量。

 除了自己戒烟外，也要小心二手烟的伤害。长期处于二手烟的环境中，对心脑血管造成的损伤与自己吸烟无异。尤其在封闭的室内环境中，远离那些抽烟的人，就是一种最好的自我保护。

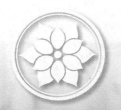

饮酒必限量

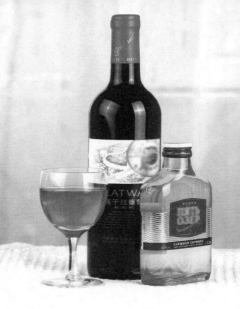

饮酒并非完全禁止

高血脂者能否喝酒因人而异，并非严格禁止，但必须限量。饮酒对于心血管的影响是双面的，最重要的衡量标准就是"度"。即当少量饮酒时，对心血管有一定好处，而大量饮酒时，则增加心血管疾病的危险。

中医对酒也是又爱又恨。酒曾经作为一种药物或药引，起到活血通络、祛风止痛、增强药力的作用，尤其对寒湿瘀阻体质者格外有效。不少保健药物也都是以酒作为介质，疗效更佳。但如果酗酒贪杯、过量豪饮，则有百害。所以，饮酒一定要限量。

少量饮酒可促进代谢

少量饮酒可促进脂肪燃烧，加快脂类代谢，有一定降血脂作用，并能扩张血管，降低血压，保护血管内膜，抗动脉硬化，抗血栓形成。小酌还能缓解紧张，释放不良情绪，有益身心。

红葡萄酒是一种水果酒，酒精含量较低，对心脑血管有一定保护作用，少量饮用无妨。

啤酒热量较高，有"液体面包"之称，最长腹部脂肪，腹部突出又称为"啤酒肚"，高血脂者不宜多喝。

白酒度数偏高，更不能多喝，特别是肝不好的人必须限量。

大量饮酒伤害血管

大量饮酒时，酒精会促进人体合成甘油三酯，增加坏胆固醇的分泌，促进动脉粥样硬化的形成，伤害血管，并增加心脏和肝脏负担，加重或诱发心律失常、心绞痛、心肌梗死、脑出血、肝硬化、酒精肝、脂肪肝等疾病的发生。

怎样饮酒才适量

酒量大小因人而异，以感觉欢畅愉悦而不心慌、不头晕为度。一般人每天喝酒不要超过以下的量。

红酒（葡萄酒）

不超过 100 毫升
少量饮用可降脂

白酒

不超过 25 毫升（半两）
度数偏高，切勿饮醉，
否则伤血管又伤肝

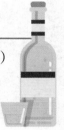

啤酒

不超过 200 毫升，
易形成啤酒肚，
最好少喝

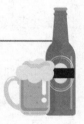

"红酒泡洋葱"是降血脂的好方法。洋葱有降血脂、降血压、降低血液黏稠度、预防血栓、降血糖、消炎抗菌等作用，与红酒配合，能畅通心血管。经常喝上 1 小杯，有利于降血脂。

平时没有饮酒习惯者没有必要因此去喝"红酒泡洋葱"，单吃洋葱就可以了。中重度高血压、心脏病者不宜多喝。

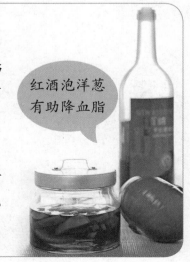

红酒泡洋葱
有助降血脂

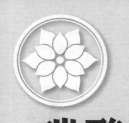

碳酸饮料
不如一杯清茶

高血脂者应多饮水

高血脂患者血液黏度增高、血流速度减慢，促使血小板在局部沉积，易形成血栓。多饮水有利于冲淡血液，缓解血液黏稠程度，保持体内血液循环顺畅。因此，每天保证一定的饮水量是十分重要的。

碳酸饮料不宜多饮

饮品可以代替白开水，作为补水手段。但不要以碳酸饮料来补水。

许多碳酸饮料含糖量极高，人们不知不觉中摄入了过多的糖分和热量，容易引起肥胖、脂肪堆积，对降血脂、降血糖均十分不利。尤其是冰镇、含气的碳酸饮料，虽然口感很爽，但最伤害脾胃，易造成胃寒、肠胃胀气，影响消化功能。

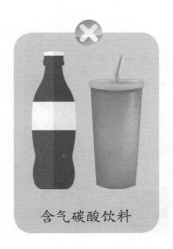

含气碳酸饮料

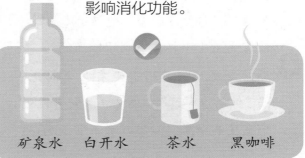

矿泉水　　白开水　　茶水　　黑咖啡

一杯清茶助降脂

茶叶味苦、甘，性微寒，有提神醒脑、清热解毒、强心利尿、抗菌消炎等作用，在降血脂方面优势明显，是适合高血脂者的优质饮品。

茶多酚（特别是其中的儿茶素及其氧化产物茶黄素等）对人体脂肪代谢有重要作用，有助于降低人体胆固醇、甘油三酯的含量，抑制血管内斑块增生，抑制动脉粥样硬化的发生。

此外，饮茶减肥最为简便易行。茶叶中的咖啡因能提高胃液分泌量，帮助消化，增强分解脂肪的能力。因此，饮茶有"久食令人瘦"、消脂去油的效果，非常适合肥胖及"三高"人群。

一般来讲，清茶、绿茶（如碧螺春、龙井茶等）为未发酵茶，清热效果最佳，但脾胃虚寒者不宜多饮。乌龙茶（如铁观音）为半发酵茶，红茶为全发酵茶，黑茶（如普洱茶等）为后发酵茶，清脂又养胃，胃寒者也适合饮用。

药茶降脂效果好

把一些中草药当作茶叶那样泡制，代茶频饮，称为"药茶"。许多降脂减肥茶就是以茶叶为基质、添加了中草药的药茶。这些药茶把中草药和茶叶的降脂效果加乘，可以起到很好的降血脂作用，又兼能补充水分和利尿降压。

常用的药茶材料有：山楂、荷叶、菊花、杜仲、决明子、枸杞子、莱菔子等。可以单味泡饮、混合泡饮，或与绿茶、乌龙茶、普洱茶、苦丁茶等搭配泡饮。

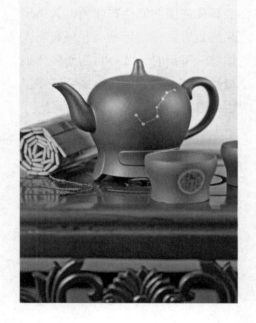

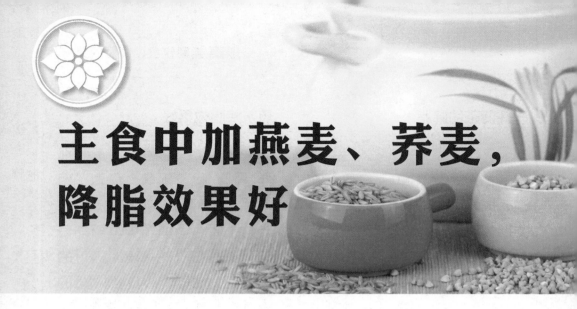

主食中加燕麦、荞麦，降脂效果好

主食粗细搭配，降脂又降糖

主食是以碳水化合物（糖类）为主的食物，人体所需70%左右的能量都是由糖类提供的，是人体能量的主要来源。

主食如果吃得过多，多余的糖会转化成脂肪储存在体内。人体消耗热量时首先动用糖类，只有当人体糖分不足时，才会将脂肪转化成糖类提供能量。所以，主食吃多了也会增加脂肪。

吃主食时如果能在精米、白面中添加一些粗粮，增加纤维素的含量，既能减少糖类和热量摄入，又能起到增加饱腹感、抑制食欲、促进代谢、预防便秘、降低胆固醇等作用，对控制血脂、血糖升高较为有益。

一般人每天应摄入250~300克谷类食物，除了大米、小麦，还应包括糙米、荞麦、燕麦、玉米、小米、绿豆、红豆等粗粮，以及土豆、甘薯、南瓜等富含淀粉的薯类，做到粗细搭配。

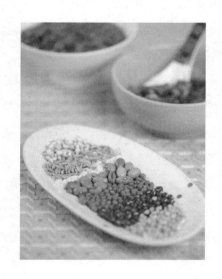

预防三高 —— 燕麦

燕麦是一种低糖粗粮，富含B族维生素、卵磷脂等，具有降低胆固醇和甘油三酯的作用，其丰富的膳食纤维可以增加饱腹感，减少食量，促进脂类和糖类代谢，降低胆固醇，是高血脂、高血压、冠心病、糖尿病、肥胖、便秘者的保健食品。

燕麦质地较硬，口感不好，现在多食用的是经过加工的燕麦片，最宜"三高"患者及中老年人早餐或加餐时食用。

可以熬粥时加上2勺燕麦片，也可以加在牛奶中食用，口感更润滑，还能增强补钙作用。

🔔 燕麦毕竟是粗粮，一次不宜吃太多，尤其是消化功能不佳者，过多容易造成胃痉挛或胀气。

养护血管 —— 荞麦

荞麦中含有烟酸和芦丁，有软化血管、增加血管弹性的作用。常食荞麦能降血脂和胆固醇，降血压，软化血管，抑制凝血，抗栓塞，预防脑出血，预防高脂血症及动脉硬化。此外，荞麦中的膳食纤维特别丰富，吸水膨胀后使饱腹感增加，从而减少其他食物的摄取，降低整体热量摄入，对平稳血糖、促进排便也有好处。

荞麦本身比较粗糙，口感不佳，最宜做成面条食用。荞麦面是心血管疾病、肥胖、糖尿病患者的理想主食。

🔔 荞麦也不可一次吃太多，每餐食用过多容易引起腹胀、消化不良，尤其是脾胃虚寒易腹泻者不宜食用。

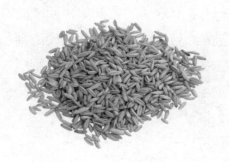

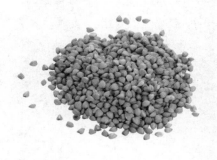

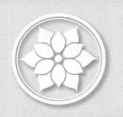

豆类及豆制品，
降脂的理想食物

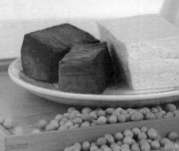

　　食用豆类及豆腐、豆浆、豆干等豆制品是我国饮食的优良传统，不仅美味，而且完全符合现代营养学和预防医学的理念。豆类的营养和保健优势主要表现在以下几方面。

不饱和脂肪酸

　　大豆是富含植物油脂的食物，但多由不饱和脂肪酸组成，并含有丰富的亚麻酸、亚油酸和磷脂，对人体血管健康有益。因此，大豆及大豆制品常被推荐为防治高血压、高血脂、动脉硬化、冠心病等疾病的理想食品。

卵磷脂

　　卵磷脂和胆固醇一样，也是一种类脂，可把沉积在血管壁上的胆固醇溶解到血液中，促进胆固醇的排泄，减少沉积，调节血脂水平，有效降低高血脂、动脉硬化及冠心病的发病率。卵磷脂还能修复动脉血管硬化造成的细胞损伤，促进再生，提高细胞膜强度，使血管变结实，有利于防止血栓形成。

蛋白质

豆类及豆制品中的蛋白质含量为 20%~40%，以大豆最高，且蛋白质的蛋氨酸组成与动物蛋白相似，是最好的植物蛋白，肉类的良好替代品，有"植物肉"之称。

大豆异黄酮

豆类中的大豆异黄酮又称为"植物雌激素"，有降低人体LDL（坏胆固醇）、改善人体内分泌平衡的作用，可缓解女性更年期的不适症状，预防女性绝经前后因雌激素下降而患上心血管疾病。

膳食纤维

豆类还富含膳食纤维，对抑制脂肪和胆固醇的吸收很有好处，常吃可助通便、减肥、降三高。

豆类＋米饭　　豆腐＋鱼

谷类食物中较为缺乏的赖氨酸在豆类中含量丰富，因此豆类食物非常适合与谷类混搭食用。

豆腐非常适合搭配鱼类食用，二者口感均十分细嫩，营养更丰富，降脂及保护心血管的作用更强。

豆类如果直接食用，人体对其蛋白质的吸收率不高。但如果经发酵加工做成了豆腐等豆制品，其蛋白质的消化率就大大提高。如整粒的熟大豆，蛋白质消化率在65%左右，而豆腐的蛋白质消化率高达92%~96%。所以，豆制品比大豆更容易消化吸收，营养价值更高。

由于豆类含嘌呤物质相当高，所以，有高尿酸血症、痛风的患者不宜多吃豆类。

豆类及豆制品产气较多，容易胀气，腹胀气滞者不宜多吃。

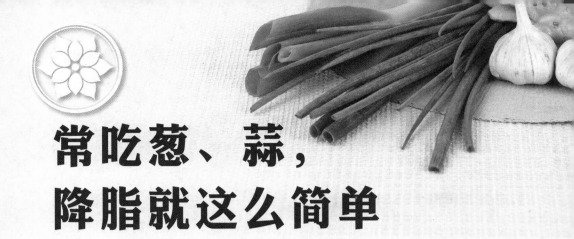

常吃葱、蒜，
降脂就这么简单

大葱 —— 降压降脂的良药

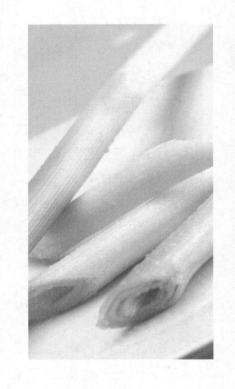

　　大葱是烹调常用的配菜，具有舒张血管、改善血液循环、降低胆固醇的作用。大葱可降低坏胆固醇的堆积，经常吃葱的人，即便脂多体胖，其胆固醇并不增高，而且体质强壮。大葱还能舒张微血管，促进血液循环，可防止血压升高所致的头晕，保护心脑血管，预防老年痴呆。有高血压、高血脂者宜多吃大葱。

　　此外，大葱能发汗抑菌、防治风寒感冒、解热祛痰、抗菌抗病毒、防癌抗癌、促进消化、缓解疲劳、强壮体质，是日常保健良药。

　　体有狐臭、表虚多汗、自汗者以及肠道溃疡者不宜多食大葱。

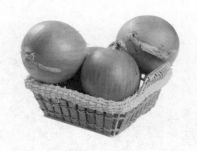

洋葱 —— 天然血管扩张剂

洋葱含有前列腺素A、槲皮素、类黄酮等物质，是天然的血管扩张剂，能扩张血管、降低血液黏度，降血压，增加冠状动脉的血流量，预防血栓形成及动脉硬化。

洋葱所含的硫化物能促进脂肪代谢，具有降血脂、降胆固醇、抗动脉硬化的作用。每天食用50~70克洋葱，其降血脂作用堪比降脂药。

洋葱还有明显的降血糖作用，非常适合兼有高血脂、高血压、糖尿病者多吃。

紫皮洋葱的保健价值更高。

🔔 表虚多汗、有眼病、皮肤瘙痒性疾病、消化系统溃疡、肠胃易胀气者慎食洋葱。

大蒜 —— 久食令人血清

大蒜有温中健胃、消食理气的功效。唐·苏敬《新修本草》说它："下气，消谷，化肉。"唐·陈藏器《本草拾遗》说它："久食令人血清。"

现代研究证实，大蒜中的大蒜素、含硫化合物等物质可促进人体脂肪代谢，降低胆固醇，扩张微动脉血管，调节血压，抑制血栓形成，预防动脉硬化。

食用大蒜以独头紫皮者为佳。生食大蒜比熟食降脂效果更好，尤其适合高血压、高血脂、血液黏稠度高、动脉硬化、血栓者常食、多食。

🔔 阴虚火旺以及有目疾、口齿喉舌诸病者不宜。气虚血弱者及患流行病期间也不宜多吃大蒜。

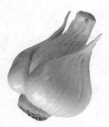

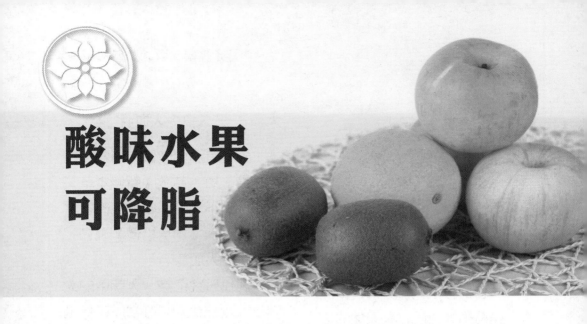

酸味水果
可降脂

酸味入肝助解毒

酸味入肝，一般具有柔肝解毒、生津养阴、开胃理气、促进消化、软化血管等作用。

肝是脂肪、胆固醇合成转化的场所，多吃些酸味水果可清肝利胆，增强肝功能，提高解毒能力，促进脂肪及胆固醇代谢，对高血脂、脂肪肝、酒精肝硬化、胆结石等疾病有调养效果。

肉食、饮酒过多者尤宜多吃酸味水果，可去油腻、助消化、解酒毒。可以在烹调肉类时加些柠檬汁，或搭配番茄、菠萝，也可以在进餐时搭配一杯鲜榨橙汁，对降脂十分有利。

维生素C改善胆固醇代谢

维生素C是水溶性维生素，可改善胆固醇代谢，预防心血管疾病。血液中维生素C含量与人体内HDL（好胆固醇）含量成正比。试验证明，连续每天服用维生素C0.5克，血液中的胆固醇含量就会降低。

很多酸味水果都富含维生素C，其中，猕猴桃、柠檬、柑橘、橙子、柚子、酸枣、青梅、番茄等都是维生素C的宝库。

生食水果或榨汁饮用（避免加热）可以更多地保存和摄入维生素C。

以下这些水果降脂效果不错，高血脂者不妨多吃。

山楂

可软化血管，降血脂，降胆固醇，降血压，预防动脉硬化，并可强心、抗心律不齐、促进肉食消化，是养护心血管、降脂消积的天然良药。

柑橘类水果

包括橘、柑、橙、柚、柠檬等，均富含多种有机酸、维生素C及黄酮物质，能化油解毒，降脂降压，清除胆固醇，净化血液，增强血管弹性，改善动脉硬化。

猕猴桃

富含维生素C、胡萝卜素等多种维生素，清热解毒，养肝生津，有助于降低胆固醇水平，起到降血脂、降血压、扩张血管、强心的作用。

苹果

富含苹果酸等有机酸以及多酚、黄酮、维生素C、果胶等，能抗氧化，减少LDL（坏胆固醇），抗动脉硬化，促进排毒减肥，改善精神紧张，调节不良情绪。

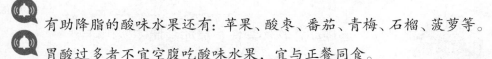

有助降脂的酸味水果还有：苹果、酸枣、番茄、青梅、石榴、菠萝等。

胃酸过多者不宜空腹吃酸味水果，宜与正餐同食。

过食酸味易伤骨损齿，筋骨酸软、骨质疏松者以及有齿病者，吃酸味水果切勿过度。

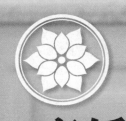

高纤蔬菜
必不可少

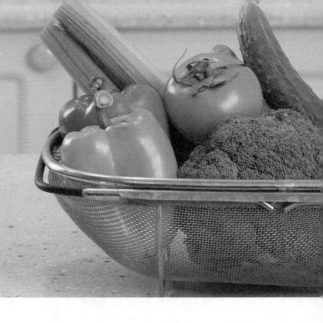

　　膳食纤维包括纤维素、半纤维素、果胶、木质素等物质，虽然不易被人体胃肠道消化吸收，但对促进代谢、降脂减肥、维护健康有着不可代替的特殊作用，被称为人体"清道夫"，血管"保护神"。

　　膳食纤维有以下重要作用。

减肥	增加饱腹感，控制进食量，防止肥胖
降胆固醇	使好胆固醇增加、坏胆固醇减少，抑制胆固醇的吸收，促进胆固醇的排泄，防止血脂升高
排毒	吸附有毒物质，净化和改善人体内环境
通便	刺激肠道蠕动，软化粪便，增加粪便体积和排便频率，改善便秘
降糖	降低餐后血糖，改善人体糖代谢功能

　　植物性食物是膳食纤维的主要来源。粗杂粮、豆类及蔬菜中均含量丰富。所以，一方面主食要添加粗杂粮和豆类，另一方面，要多吃各类蔬菜。蔬菜不仅膳食纤维高，而且不含脂肪和胆固醇，热量较低（根茎类除外），促进肠胃运化代谢的作用强，特别适合高血脂、高血压、高血糖者。

　　"每天0.5千克菜"是健康饮食的标准。以下这些种类的蔬菜最好能混搭着吃。

绿叶蔬菜

　　如油菜、芹菜、菠菜、空心菜、小白菜、苋菜、茼蒿、芥蓝、卷心菜、韭菜等，清热解毒、疏通肠胃作用强，降血脂、降胆固醇、降血糖、减肥、通便效果显著，每餐都应有绿叶菜。

芽苗花菜

　　如西蓝花、豆芽菜、蒜薹、豌豆苗、香椿苗、金针菜等，生发阳气作用强，氨基酸及维生素含量更为丰富，春季尤宜多吃。

瓜茄果菜

　　如扁豆、茄子、番茄、南瓜、冬瓜、丝瓜、倭瓜、青椒、苦瓜、黄瓜、西葫芦等，生津止渴、清热润燥效果好，有保护心血管、抗动脉硬化及血栓的作用。

根茎蔬菜

　　如甘薯、土豆、山药、胡萝卜、白萝卜、芋头、莲藕、洋葱等，富含膳食纤维和维生素，健脾通肠、改善代谢效果好。但薯类蔬菜含糖量较高，不宜每餐吃太多。

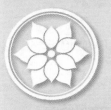

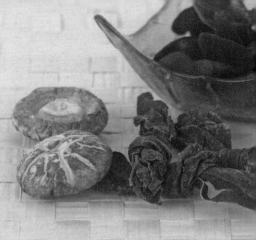

海带、菌菇，
高效降血脂

菌藻类食物富含膳食纤维及蛋白质、矿物质等，是降血脂、保护血管的天然良药，特别适合高血脂者食用。

海带

海带富含维生素、矿物质和膳食纤维，尤其是褐藻胶和碘、钾含量极为丰富，具有促进胆固醇排泄、降血脂、降血压、降血糖、抗凝血、抗氧化、抗肿瘤、防便秘的作用，是心血管的保护神。高血脂、动脉硬化、高血糖、肥胖者尤宜多吃、常吃。

中医认为海带（又称为昆布、裙带菜）味咸、性寒，可软坚散结、消痰利水，常用于治痰饮水肿及多种结节、肿痛。

🔊 唐·孟诜《食疗本草》说它："下气，久服瘦人。"常食能降脂减肥。

🔊 明·缪希雍《本草经疏》说它："咸能软坚，其性润下，寒能除热散结……瘿坚如石者，非此不除。"

🔊 脾胃虚寒、腹泻、便溏者不宜多吃。

紫菜

紫菜味甘、咸，性凉，有软坚散结、清热化痰、益肾利尿的作用，可显著降低胆固醇含量，是高血脂、高血压、水肿、肥胖、便秘、甲状腺肿大者的食疗佳品。但脾胃虚寒、腹泻、便溏者不宜多吃。

黑木耳

黑木耳富含的木耳多糖及膳食纤维能明显降低血脂，降低血液黏度，抗血栓，改善心肌缺氧，并能促进人体脂肪和胆固醇的排泄，是清肠净血的天然良药。腹泻者不宜多吃。

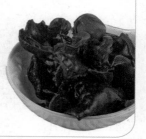

银耳（白木耳）

银耳富含多糖、氨基酸、矿物质及膳食纤维，除了养阴润肺外，还是人体"清道夫"，对高血脂、动脉硬化、高血压、便秘等都有一定的效果，是全面提高免疫力、延缓衰老、防治心血管疾病的滋补食物。

香菇

香菇高蛋白、低脂肪，富含多糖、氨基酸、维生素和矿物质，营养价值相当高，且有降血压、降血脂、降胆固醇、预防动脉硬化的功效。但香菇含嘌呤物质偏高，有高尿酸血症、痛风者不宜多吃。

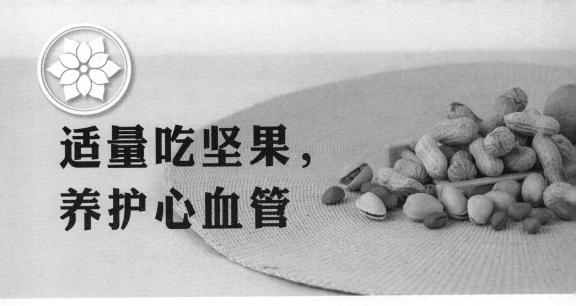

适量吃坚果，养护心血管

坚果种仁类食物作为零食，每天吃上一小把（用手心捧住一把的量），有意想不到的软化血管、降低血脂的作用。

坚果营养价值高，富含植物油脂（以不饱和脂肪酸为主）及维生素E，有益于清除胆固醇、软化血管、预防心血管疾病。

坚果类食物普遍含油脂较高，虽然植物油脂相对健康，但毕竟是脂类，热量很高，每天不宜食用过多，否则反而会加重肥胖、高血脂、高血糖等问题。

坚果类食物有：核桃仁、黑芝麻、松子、杏仁、瓜子、花生、开心果、榛子等。因其脂香诱人，往往一吃起来就收不住，所以，控制好量非常关键。

维生素E是一种脂溶性维生素，也是重要的抗氧化剂，可延缓血管老化，维持血管弹性，改善脂质代谢，对预防动脉硬化有一定作用。维生素E还可抑制血小板凝集，从而降低心肌梗死和脑梗死的危险。

常食坚果，还有润肤养颜、乌发生发、健脑益智、润肠通便、延缓衰老的作用。

坚果富含油脂，润肠作用明显，对改善老年人习惯性便秘很有好处。但有肠滑腹泻症状者就不宜多吃了。

花生

　　富含的不饱和脂肪酸，对心血管有很好的保护作用，是降低胆固醇、软化血管的佳品，适合动脉硬化、高血压、冠心病患者常食。最好的食用方法是"醋泡花生"，醋也有一定的降血脂作用。

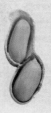

核桃

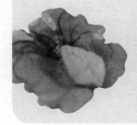

　　富含植物脂肪及钙、磷、铁等物质，除了可预防心血管病外，还对脑血管硬化、脑力衰退、健忘、头晕耳鸣等有明显的预防及改善作用。核桃也是防治老年习惯性便秘的良药。

黑芝麻

　　黑芝麻可补肝肾，益精血，润肠燥，是延缓衰老的良药。其含有丰富的不饱和脂肪酸（亚油酸较多）、钙、钾和维生素E等，都是有利于清除胆固醇的物质，对降压、降脂、预防心血管老化十分有益。

松子

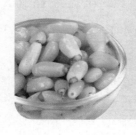

　　富含油酸、亚麻酸等不饱和脂肪酸，可防治动脉硬化、高血压等心血管疾病，对缓解头晕眼花、风痹、便秘、神经衰弱等也有一定的辅助食疗效果。

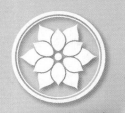

日常降脂
食疗方

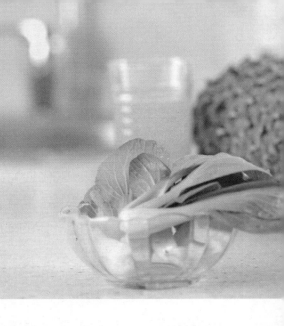

在日常饮食中，如果能多吃些有助降血脂的食疗药膳，对高血脂的预防和治疗都有一定的辅助效果。

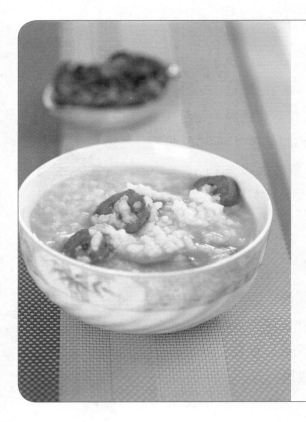

山楂粥

材料：干山楂15克，粳米50克。

调料：冰糖适量。

做法：将干山楂洗净，放入砂锅，倒入淘净的粳米，加适量水，熬煮至黏稠时放入冰糖，至冰糖溶化即成。

🔔 山楂是消积食、散瘀血、降血脂、软化血管的良药。此粥可用于防治高血脂、冠心病、老年性心力衰竭等病。

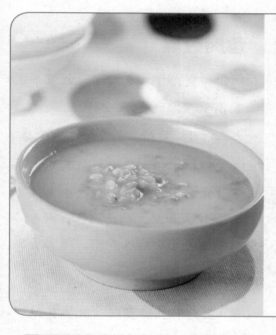

燕麦糙米粥

材料：燕麦、糙米各50克。

做法：将燕麦、糙米分别淘净，一起放入锅中，加入适量水烧开，改文火煮30分钟，至粥稠即可。

🔔 燕麦能抑制人体对胆固醇的吸收，并带来饱腹感，减少热量摄入，对控制血脂、保护心脏特别有益。

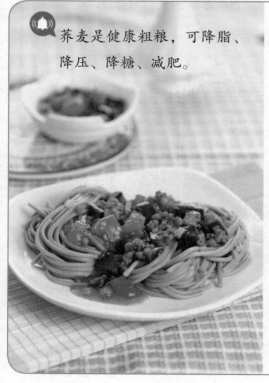

🔔 荞麦是健康粗粮，可降脂、降压、降糖、减肥。

荞麦面

材料：荞麦挂面、茄子丁各100克，猪肉馅、番茄丁各50克，香葱末少许。

调料：酱油、香油各10克，盐、鸡精、水淀粉各适量。

做法：炒锅上火，倒入油烧热，下猪肉馅炒熟，倒入酱油和适量水，先放入茄子丁煮5分钟，再放入番茄丁，加盐、鸡精调味，勾芡后淋香油，浇在煮好的荞麦面上，撒上香葱末即可。

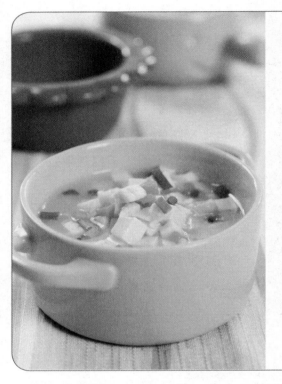

鱼肉豆腐

材料：鱼肉丁、豆腐丁、胡萝卜丁各50克，香葱末少许。

调料：盐、鸡精、水淀粉各适量。

做法：锅中倒水烧开，放入鱼肉丁、豆腐丁、胡萝卜丁，小火煮10分钟，加盐、鸡精调味，调入水淀粉勾芡后盛入碗中，撒上香葱末即可。

🔔 鱼肉和豆腐搭配，既能保证营养，又能降低血脂。

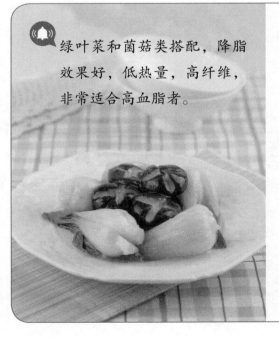

🔔 绿叶菜和菌菇类搭配，降脂效果好，低热量，高纤维，非常适合高血脂者。

香菇油菜

材料：水发香菇50克，油菜心150克，葱花少许。

调料：盐、鸡精、香油各适量。

做法：水发香菇切十字刀，油菜心洗净，焯水定形。锅中倒入油烧热，下葱花爆香，放入香菇、油菜心和适量水略煮，加入盐、鸡精调味，勾匀芡汁，淋香油即可。

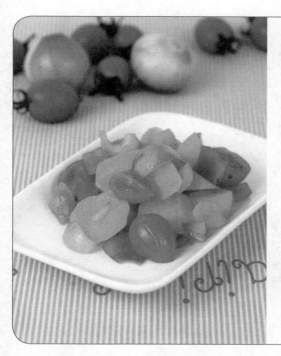

洋葱胡萝卜炒番茄

材料：洋葱块、胡萝卜块各100克，小番茄50克。

调料：盐、胡椒粉各适量。

做法：锅中倒油烧热，下洋葱块炒出香味，放入胡萝卜块和小番茄，翻炒2分钟，加调料调味即可。

🔔 几种蔬菜均含丰富的维生素和膳食纤维，降脂效果良好。

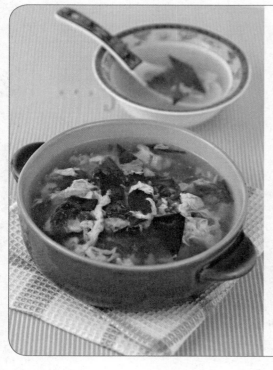

海带紫菜汤

材料：海带片100克，紫菜10克，鸡蛋1个。

调料：香油、盐、胡椒粉各适量。

做法：鸡蛋打入碗中搅匀。锅中放入海带片和适量水，大火烧开，改小火煮5分钟，放入紫菜，倒入鸡蛋液滑散，再煮沸时加盐、胡椒粉调味，淋香油即可。

🔔 此汤有利于脂肪和胆固醇的代谢，降脂效果显著。

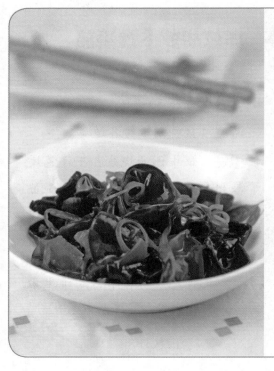

凉拌木耳

材料： 水发黑木耳150克，红椒丝适量。

调料： 生抽、香油、米醋各适量。

做法： 水发黑木耳择洗干净，焯水后装盘，放入红椒丝，加米醋、生抽、香油，拌匀即可。

黑木耳是降血脂、净肠道的良药，"刮油"效果好，适合三高、肥胖、饮食油腻者多吃。

生食大蒜可降血脂，大蒜素能降低坏胆固醇，醋酸有利于软化血管，降低胆固醇。醋与大蒜合用效果更好。

糖醋大蒜

材料： 新鲜大蒜头1000克。

调料： 白糖200克，香醋400克，盐20克。

做法： 将新鲜大蒜洗净，沥水，用盐拌匀腌制2天，拣出大蒜头，放入腌菜坛中。用香醋将白糖溶化后，也倒入腌菜坛中，没过大蒜即可，封好坛盖，放阴凉通风处20天以上。

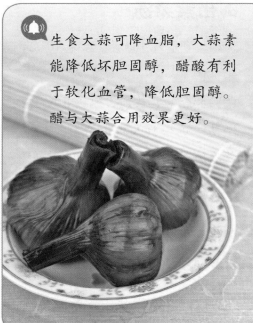

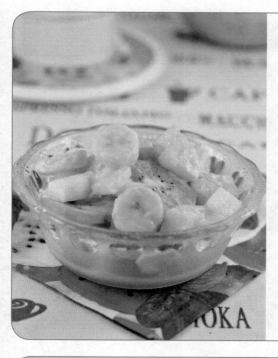

水果酸奶沙拉

材料：苹果、橙子、猕猴桃各适量。

调料：酸奶适量。

做法：将各水果去皮取果肉，切成块，全部放入碗中，加入酸奶，拌匀即可。

🔔 酸味水果搭配酸奶，不仅降脂效果好，还能最大程度地补充维生素、果酸、钙等营养，有益心血管健康。

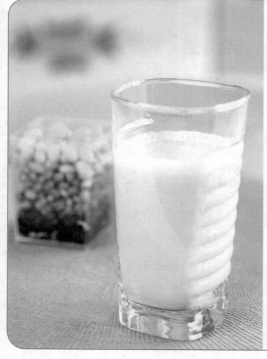

三色豆浆

材料：水发黄豆、绿豆、黑豆各30克。

做法：将三种豆子放入打汁机，加适量水，搅打成豆浆，过滤，倒入锅中，小火煮5分钟，倒入杯中饮用。

🔔 豆类除了能降血脂，还能调整内分泌，改善激素平衡，对更年期女性高血脂者特别有益。

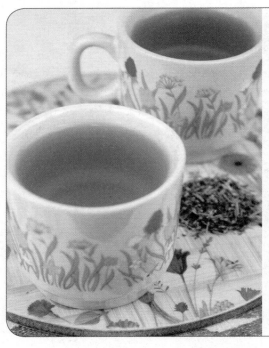

绞股蓝绿茶

材料：绞股蓝5克，绿茶3克。

做法：将绞股蓝和绿茶放入壶中，以沸水冲泡，闷泡10分钟后，代茶饮用。

清热化痰，改善人体脂代谢和糖代谢，适合高血脂、糖尿病、高血压患者常饮。此茶偏寒凉，脾胃虚寒者不宜。

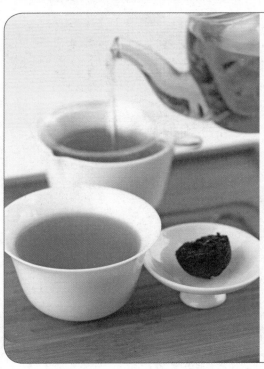

普洱茶

材料：普洱茶6克。

做法：将普洱茶置于茶壶中，以沸水冲泡，闷泡15分钟后饮用。

健脾消食，化解油腻，降脂降糖，适合腹部肥胖、便秘、肉食过多、饮食油腻的高血脂、高血糖者常饮。此茶温和养胃，脾胃虚寒者尤宜。

叁

加强运动，
让脂肪燃烧吧

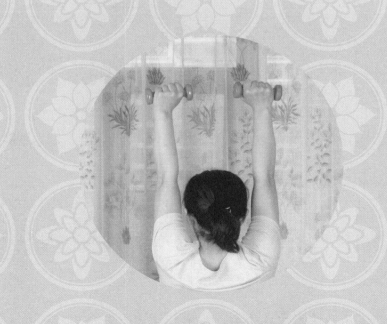

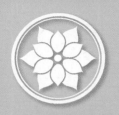

关注体重、体质指数和体脂率

高血脂不是胖人的专利，但肥胖者确实比例更大，尤其是腹部肥胖者。所以，不仅要关注体重，还要关注体质指数和体脂率，以综合判断人体脂肪的状况。

我国成年人的理想体重

 男性：
[身高（厘米）—80] ×0.7

 女性：
[身高（厘米）—70] ×0.6

体重在此值±10%以内，属于正常范围。

体重超标10%~20%，为超重；体重超标20%以上，则为肥胖。

如：一个1.75米的男性，体重75千克。

标准体重为[175—80] ×0.7 =66.5（千克）

因其在超过标准的10%（73.2千克）~20%（79.8千克）之间，故此人超重。

此计算方法只适用于成年人，儿童、青少年生长发育期间不宜这样计算。

体质指数（BMI）

体质指数（BMI）是目前国际上常用的衡量人体胖瘦程度以及是否健康的一个标准。它以身高、体重的比例为尺度，对于一般人而言，体质指数的增加可以反映出体内脂肪重量的增加。

$$\text{体质指数}（BMI）=\frac{\text{体重（千克）}}{\text{身高（米）}^2}$$

BMI < 18.5时，表示消瘦。

18.5≤BMI≤23.9时，表示健康。

24.0≤BMI≤27.9时，表示超重。

BMI≥28时，表示肥胖。

> 如：一个1.75米的男性，体重75千克。
>
> BMI=75/(1.75)^2=24.49
>
> 在24.0~27.9之间，为超重。

🔔 对于运动员等体内肌肉比例高、骨骼较重者，BMI值并不能准确反映体脂状况。

🔔 男性的骨骼一般比女性大，也重一些，所以，BMI值也相应高一些。男性标准BMI多在20~24，而女性多在18~23。

🔔 此方法不适用于18岁以下的青少年以及身体虚弱或久坐不动的老年人。

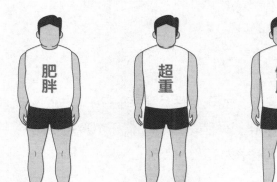
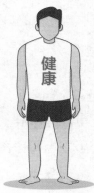
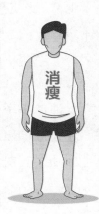

体脂率

体脂率（即身体脂肪率）是指人体内脂肪重量在人体总体重中所占的比例，又称体脂百分数，它反映人体内脂肪含量的多少。

衡量一个人是否肥胖，体脂率是一个不能忽视的重要标准，比体质指数（BMI）更准确。对于肥胖的高血脂者来说，最重要的是减脂肪，而不是单纯地减体重，所以，了解自己的体脂率是制定目标、有效减脂的前提。千万不要减轻了体重，却是减了水分和肌肉，脂肪一点没减少！

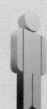

成年男性
体脂率
计算公式：

A＝腰围（厘米）×0.74
B＝体重（千克）×0.082 + 44.74
身体脂肪总重量（千克）＝A—B
体脂率＝（身体脂肪总重量÷体重）×100%

成年男性体脂率一般为15%～18%比较理想。若体脂率过高，超过此值20%以上可视为肥胖。男性运动员为7%~15%。

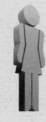

成年女性
体脂率
计算公式：

A＝腰围（厘米）×0.74
B＝体重（千克）×0.082 + 34.89
身体脂肪总重量（千克）＝A—B
体脂率＝（身体脂肪总重量÷体重）×100%

女性体脂率一般高于男性，成年女性体脂率在20%～25%比较理想，超过此值20%可视为肥胖。体脂率过低（低于10%）会引起月经紊乱或闭经。女性运动员体脂率为12%~25%。

如：一个腰围90厘米的男性，体重75千克。

A=90×0.74=66.6

B=75×0.082+44.74=50.89

身体脂肪总重量=A-B=66.6-50.89=15.71（千克）

体脂率=（15.71÷75）×100%≈20.95%

男性体脂率
>18%
为超重

女性体脂率
在20%~25%之间
比较理想

如：一个腰围70厘米的女性，体重53千克。

A=70×0.74=51.8

B=53×0.082+34.89≈39.24

身体脂肪总重量=A-B=51.8-39.24=12.56（千克）

体脂率=（12.56÷53）×100%≈23.7%

🔔 公式计算法一般以体重、腰围作为参数。比较适合全身脂肪分布均匀者。如果上下身胖瘦不均则会不太准。

🔔 也可以用体脂秤（BIA算法），结合手机APP，多种数据直观又方便，是监测体重、体脂等变化的好工具。但需要多次测量避免误差，准确性稍差。

🔔 体脂钳（夹）是一种便宜又比较精确的体脂测量工具。它通过持续测量某个部位的体脂变化来记录减脂状况，能起到直接观察效果的作用。一般取上臂、背部或腹部肚脐旁1厘米处的脂肪测量。

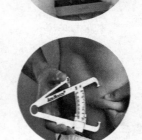

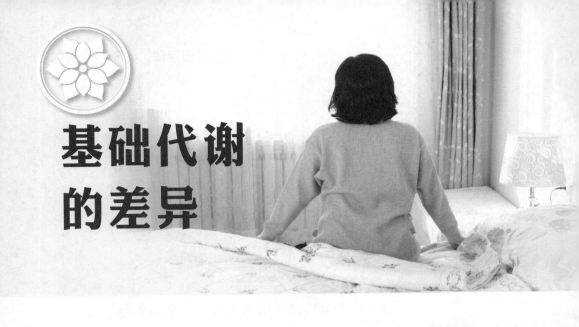

基础代谢
的差异

　　"基础代谢"也叫安静代谢，指人体在清醒而极端安静情况下（如刚睡醒），不受精神紧张、肌肉活动、食物和环境温度等因素影响，维持呼吸、体温等人体机能所需的最低能量。

基础代谢占全天消耗能量的比例

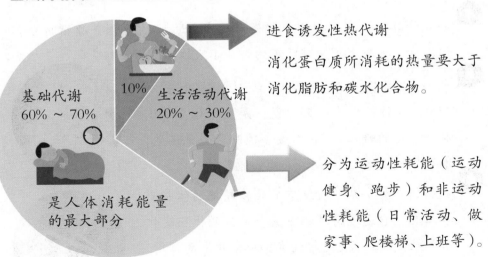

基础代谢
60%～70%

是人体消耗能量
的最大部分

10%

生活活动代谢
20%～30%

进食诱发性热代谢

消化蛋白质所消耗的热量要大于消化脂肪和碳水化合物。

分为运动性耗能（运动健身、跑步）和非运动性耗能（日常活动、做家事、爬楼梯、上班等）。

　　由此可以看出，活动消耗热量只占全天耗能的一小部分，绝大部分的热量消耗都来自于基础代谢。

我们身边有"怎么吃都不胖"的人，也有"喝凉水都长肉"的人，这和每个人的基础代谢差异有关，尤其与性别、年龄、体重、体质密切相关。

基础代谢大的人，即便没有什么活动，身体也很难囤积脂肪，肥胖及高血脂概率低。而基础代谢低的人，运动量不低，却可能越来越胖，体重、血脂超标。

男性略高于女性

男性体重偏大，骨骼、肌肉更大、更沉，呼吸耗氧量更大，一般来说，基础代谢率会略高于女性。

体重越大，基础代谢率越大

体重越大，维持生命所需的热量就越多，所以，基础代谢率就越高。在减轻体重后，往往基础代谢率也会相应降低。

年龄越大，基础代谢率越低

随着年龄增长，肌肉含量、骨密度等均有所下降，使基础代谢率逐渐下降。所以，年轻人的基础代谢率一般高于中老年人。

热性体质者基础代谢率更高

从中医理论讲，热性体质者基础代谢率较高，他们经常手脚心发热，生命活动力强、代谢旺盛、性格急躁、争强好胜，这种人身体的热量消耗较大，因此肥胖及高血脂率较低。反之，寒性体质的人基础代谢水平较低，比较慵懒散漫，性格平稳随和，因此有容易发胖及高血脂的趋势。

提高基础代谢率的方法

要想提高基础代谢率，主要从以下两个方面入手。

多选择高蛋白、高纤维、多维生素的食物（如鸡胸肉、鱼肉、鸡蛋、各类蔬菜等）。

肌肉的增加有利于提高基础代谢率。可通过举哑铃、杠铃，拉力绳锻炼等加强肌肉力量（详见第104页）。

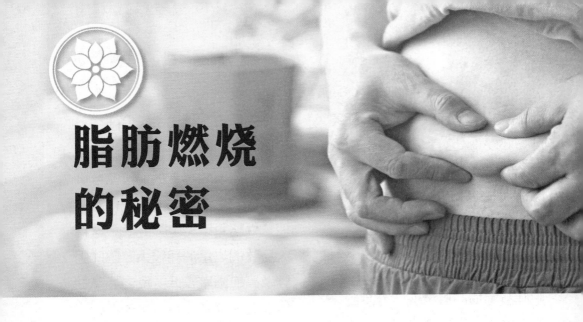

脂肪燃烧的秘密

加强运动是必需选项

除了基础代谢之外，通过加强运动来提高"生活活动代谢"，是提高全天能量消耗、减脂的最有效方法。

每天的运动可以分为两部分：一部分是包括工作、出行和家务这些日常生活中消耗较多体力的活动，另一部分是体育锻炼活动。

一个人只要运动，无论多久，无论什么形式，都会消耗热量和脂肪，只是量和比例有所不同。但对于高血脂者来说，日常的运动量肯定是不够的，要加强运动才能起到燃烧脂肪的效果。

"有氧运动"减脂最有效

公认的减脂运动，更多还是以有氧运动为主。

有氧运动是指需要氧气参与运动中能量供应的运动，通常为低强度、长时间的运动，如步行、骑自行车、慢跑、游泳等。

高血脂及肥胖者最适合温和持久的有氧运动，而不是剧烈运动。适度、有耐性的有氧运动可以消耗热量，燃烧脂肪，加快新陈代谢，提高心肺功能和免疫力，强化骨骼，活化气血，并能降低血压、血脂和血糖，减少体内脂肪的蓄积。

运动至少20分钟才见效

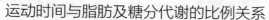

运动时间与脂肪及糖分代谢的比例关系

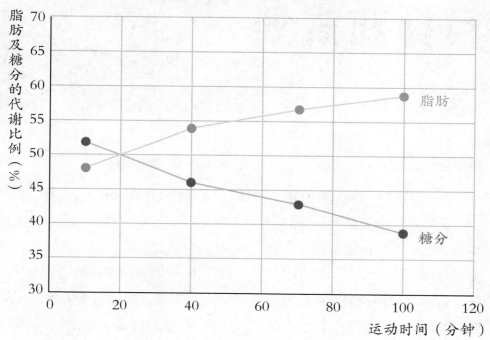

由上图可见，在运动过程中，脂肪和糖分（碳水化合物）的消耗呈交叉状态。

在运动刚开始的时候，消耗糖分多一些。运动约20分钟后，则脂肪的消耗越来越大。

所以，要想更多地消耗脂肪，必须坚持一定的时间，至少20分钟才有好效果。

有氧运动时间长、强度相对较低，便于坚持，燃烧脂肪的效果更好。但也不是运动强度越大越好、时间越长越好，还要根据自己的体力状况调节，运动强度太大、体重下降过快，往往减的是水分，而不是脂肪。

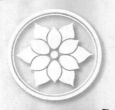

运动要有
目标和规划

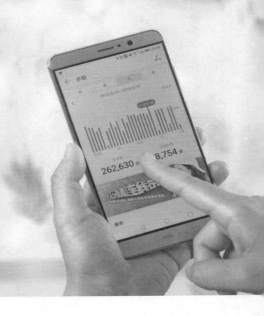

做个运动计划

减脂不是一件容易的事，"三天打渔、两天晒网"是起不到效果的。很多人嘴上说着"我要多运动了"，可还没运动几天，就因为各种原因、找各种借口，又回复到原来的生活状态。即便是花钱办了健身房的会员卡，也有三成以上的人无法坚持，或者练练停停，减脂效果不理想。

事实证明，不制订一个适合自己、循序渐进的减肥目标和计划，就没有方向感和动力，很容易懒散懈怠、半途而废，造成减脂失败！

先定一个"小目标"

设定的目标要切合实际，具体可行，不可过高、过急，应先从容易完成的"小目标"开始。

如开始时可定目标为"一个月减1千克，保证每天锻炼30分钟，或每天快走6000步"，相对较容易。小的目标实现后，再制定较高的目标，一点点加码。

尤其对于以前没有运动习惯、久坐不动的人来说，开始的目标定得过高，会因难以做到而放弃，反而不利于坚持。所以，目标合理、循序渐进、持之以恒是重要原则。

找到完成目标的方法

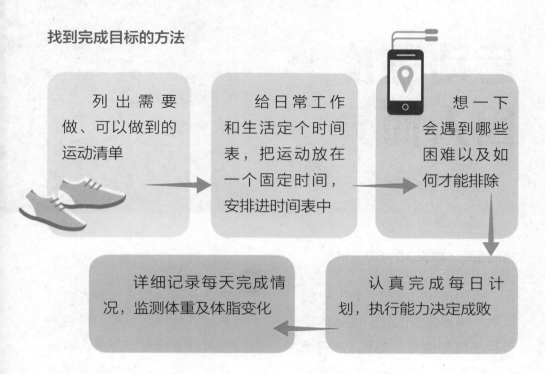

列出需要做、可以做到的运动清单 → 给日常工作和生活定个时间表，把运动放在一个固定时间，安排进时间表中 → 想一下会遇到哪些困难以及如何才能排除 → 认真完成每日计划，执行能力决定成败 → 详细记录每天完成情况，监测体重及体脂变化

21天效应

行为心理学认为，一个人行为习惯的养成和巩固，需要21天的坚持和重复。这也被称为"21天效应"。不论这个观点是否准确，有一点是可以肯定的，那就是一定要让运动成为日常习惯，"持之以恒"才能见效。

有研究表明，长期锻炼比集中锻炼更有效。坚持运动要至少6个月，减脂效果才能明显感觉出来。运动习惯没有培养起来的话，很快就会因各种理由停止运动。难以战胜自己的惰性，也很难养护好自己的健康。

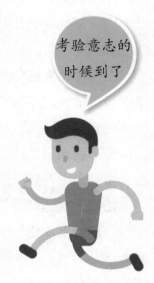

考验意志的时候到了

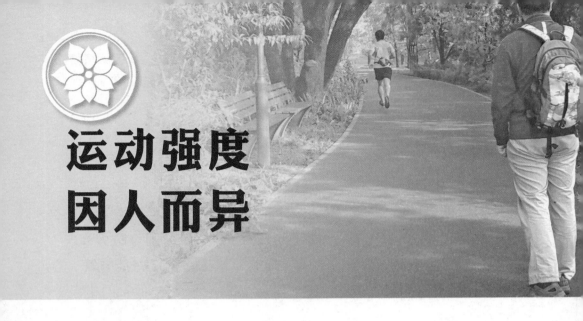

运动强度
因人而异

每周5天，每天30~60分钟

运动到什么强度为好？一般认为，中等强度的长时间运动最有利于减脂瘦身。每周不少于5天，每天30~60分钟的中等强度运动比较适当。这样才能起到降低血脂、减肥瘦身和防控心血管病的效果。

由于每个人的体质、年龄、疾病及病情程度不同，所能承受的运动负荷也不同，所以，运动强度应根据自身状况来掌握运动量，做到心中有数，劳而不累。

如果一次运动量达不到，也可以一日分多次进行，但每次不应少于30分钟，否则很难达到减脂效果。

中青年高血脂者应加大运动量和运动强度，增加慢跑和肌肉力量练习。如果高血脂程度较轻，通过运动，完全可以不用服降脂药就达到理想指标。

如果高血脂兼有高血压者，在血压控制不佳的状况下，要减少运动量，尤其要避免剧烈运动。

如果高血脂兼有心脏病者，一定要由医生判断心功能状况后，给出适当的运动方案，不可随意运动。

自我感觉控制法

中医非常重视患者自己的实际感觉。感觉是反映体内生理病理变化的重要证据，也是最简单的方法。

在运动中如果自己感觉微微汗出、有清爽感、稍觉疲劳，或者稍有气促但不影响说话，就说明运动量已经足够，不宜再加大强度或延长运动时间。运动后第二天早晨起床时感觉舒适、无疲劳感，说明前一天的运动量适度。

如果运动中出现喘促气急、大汗淋漓、明显疲乏，甚至头晕目眩、胸口憋闷、胸痛心慌、面色苍白等，说明运动量过大了，必须马上停下来休息。

心率控制法

运动时把一个心率监测器戴在身上，随时记录心率数。运动时随着运动量的增加，心率会逐渐增加，当达到"燃脂心率"时，燃烧脂肪的效果最佳。当达到"目标心率"时，表明运动量已经足够，就要停止或者减慢运动速度，超出目标心率容易发生危险。

燃脂心率（次/分钟）=（220−年龄）×60% 此时燃脂效果最佳

目标心率（次/分钟）=（220−年龄）×85% 要减慢或停下运动

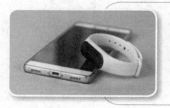

如：一个50岁的高血脂者
燃脂心率（次/分钟）=（220−50）×60%=102
目标心率（次/分钟）=（220−50）×85%≈145

现在常用运动手环，搭配智能手机使用，监测心率更方便。

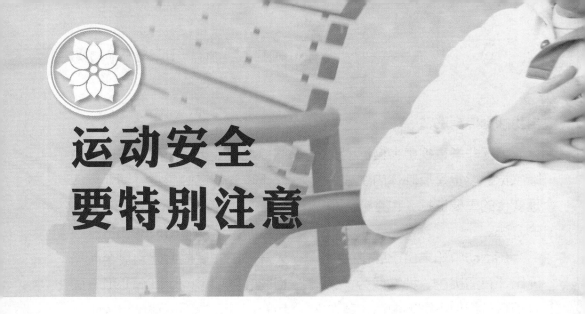

运动安全
要特别注意

出现不适马上停止

在运动中如果出现以下症状时，应马上停止运动，坐下来休息。停止运动后，上述症状仍持续，特别是停止运动5~6分钟后，心率仍增加，应准备急救措施。

√ 胸痛（酸痛、憋闷、烧灼感、紧缩感或胀痛）。

√ 有放射至臂部、耳部、颌部、背部的疼痛。

√ 头晕目眩，头痛，头胀，站立不稳。

√ 过度劳累，肢体感到无力。

√ 气喘吁吁，说话不连贯，呼吸困难。

√ 出汗过多，大汗淋漓。

√ 恶心呕吐。

√ 脉搏不规则。

√ 如果感觉到有任何关节或肌肉不寻常疼痛，可能存在骨骼、肌肉的损伤，也应立即停止运动。

这些时候不宜运动

❌ 餐前、餐后半小时内不宜剧烈运动。餐前运动会增加饥饿感，而餐后运动会影响胃肠的消化功能。

❌ 在长时间紧张、劳累的工作后，不宜马上进行大运动量、高强度的运动，如长跑、肌肉锻炼等。疲劳时运动容易发生猝死。

❌ 月经期经血较多时，以及感冒、发烧等身体状况不佳时，不要刻意勉强运动。

❌ 未做准备活动时，不要马上开始剧烈运动，应先做些伸展活动，再逐渐增加用力，避免运动伤害。

❌ 空气污染、外界环境过冷或过热时，均不宜运动。天气不佳时可转入室内，前提是室内要保持舒适的温度、湿度和空气质量。

肥胖者注意保护膝关节

　　体重大的肥胖者为了减轻膝关节的压力，预防关节损伤，开始时应选择膝关节承重小的项目，如平地骑自行车、游泳、水中漫步等，不做或少做登山、上楼梯、跳绳等运动，待体重慢慢降下来了再逐渐尝试。

　　体重大者在运动过程中还应注重加强对膝关节的保护。可佩戴运动护膝，以缓解关节承重和压力，尽可能减少关节损伤。

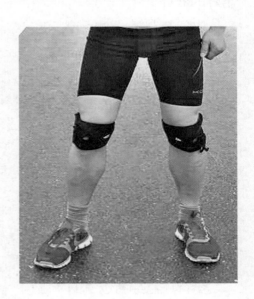

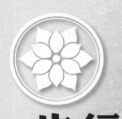

步行——
适应性最广的运动

步行是最佳的有氧运动方式，也是最安全、最柔和、适应面最广的运动。不分年龄、性别，不论病情轻重，步行都是非常好的锻炼方式。

进行有节奏、时间较长的步行，能加速体内脂肪的消耗，帮助降脂减肥，提高人体代谢功能。步行还能全面改善全身供氧状况，提高心肺功能，让人心情轻松愉悦。

步行可根据自己的身体状况调节速度和时间，没有场地限制，适合穿插到日常生活中，从而更容易完成每天的锻炼目标。

步行注意穿着透气的衣服和舒适的鞋，空气质量不佳时不宜在室外长时间步行。

步行时间

一般一天1~2次，每次30分钟以上，减脂效果最好。中青年高血脂者最好每日走2次，每次5千步。老年人可根据自己的身体状况，分段少量多次进行。

步行速度

以中速至快速为宜，太慢起不到锻炼作用。

步行方法

步行时应挺胸抬头，步伐大小适中、均匀，轻度摆动手臂，保持一定的节奏。

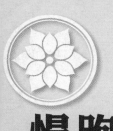

慢跑——
快速有效降血脂

慢跑相对于步行来说，燃烧脂肪的效果更快、更好，10~15分钟就能达到步行30~60分钟的效果，是非常有效的减脂方法。

但慢跑对心肺功能、骨骼及关节承受力要求更高，更适合中青年高血脂者。对于体质偏弱、老年人、心脏病及体重过大者来说，跑步运动并不适合。

跑步最佳时间是上午9~10点及下午4~6点。这两个时间段，人的体力、耐力、协调性等均为最佳状态，运动量稍大也不容易感到疲劳。每周跑步不少于3次，每次不少于10分钟。体力活动少者可以先从5分钟开始。

以慢速为宜，不要太快、太疲劳，以舒适为度。

跑步前一定要先做准备活动，如拉伸、深蹲等，待身体活动开再开始跑。

跑步时，头肩要保持稳定，高抬手臂，避免含胸。体力不足、气喘吁吁者可以跑走结合，跑一会儿，走一会儿，避免心率过高、出汗过多。

跑步后要做些整理活动或慢走一会儿，逐渐停下来，不要马上坐下。不要忘记多喝水。

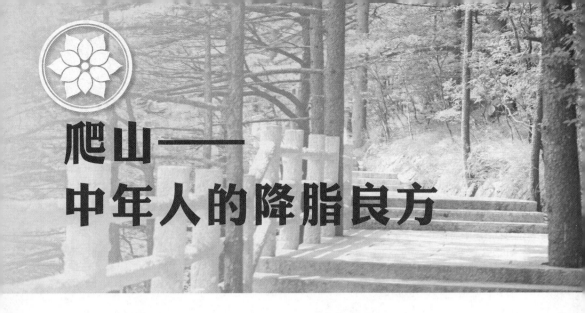

爬山——
中年人的降脂良方

爬山既能锻炼肌肉、骨骼，又能快速燃烧脂肪、消耗能量，是比较费体力的运动，非常适合中青年高血脂者锻炼，降脂效果良好。从消耗能量上看，同样的时间，中速爬山消耗的能量是中速步行的3倍，燃脂效果非常显著。此外，爬山有开阔心胸、调节心情的作用，特别适合平日紧张忙碌的上班族锻炼。

但爬山对心肺功能、腿部肌肉力量、骨骼、关节承重能力的要求较高，年老体弱、体重过大、骨质疏松、关节疼痛者均不宜以爬山作为锻炼手段。如果高血脂兼有动脉硬化、心脏病，脑血管病，影响了心功能，是否能够爬山还要咨询医生的意见。

爬山方法

每周1~2次爬山，就能起到很好的燃脂、减压作用。

爬山宜慢速或中速进行，爬山过程中要合理安排体力，感到疲劳或心率过快时要及时停下来休息，切勿劳累过度。

爬山宜忌

不要选择有危险、地形险峻的山。爬山最好有人同行，尤其不要单独去荒山。锻炼身体安全第一，不要冒险。

爬山最好携带登山杖，穿防风衣及登山鞋，做好自我防护。

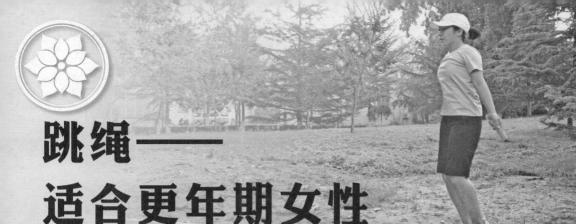

跳绳——
适合更年期女性

跳绳是一种比较激烈、效率很高的有氧运动。从运动量和运动强度来说，持续跳绳10分钟，与慢跑30分钟或跳健身舞20分钟相差无几，耗时少、耗能大、燃脂效果好。此外，跳绳还能强化心肺功能，以及身体各主要部分的肌肉，尤其能加强下肢力量，并有助于提高平衡感和身体敏捷度。

跳绳特别适合更年期女性锻炼健身，对预防此阶段易发的高血脂、糖尿病、肥胖、骨质疏松、关节炎、失眠、抑郁、脑力减退、更年期综合征等不适均大有裨益。

跳绳时要用脚掌前端着地，避免后脚跟着地，以降低对关节和大脑的冲击。每分钟跳120~140次，燃脂效果最佳。开始每次5~10分钟，再逐渐增至15分钟，可分段跳。

体重过大、筋骨痿软无力、膝盖疼痛者不宜跳绳。

跳绳前需要做好准备活动，如旋转肩、臂、腕、膝、踝等关节，避免突然发力而扭伤。

跳绳最好在有弹性、较软的地上进行，地面不宜太硬或不平。穿减震鞋和运动内衣可增加舒适性。

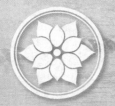

游泳——
肥胖者的最佳选择

游泳的热量消耗较大，属于高耗能的有氧运动。即便是不会游泳，套个救生圈在水里划水前进，也能起到促进代谢、减轻体重的作用。如果会游泳的话，燃脂效果就更好。从泳姿上看，蝶泳耗能最大，其次是蛙泳，之后是自由泳和仰泳。

游泳非常适合体型肥胖的高血脂者作为减脂手段。在水中锻炼能最大程度地保护肌肉和关节，避免承受过大的压力和冲击，并能缓解疲劳、舒畅心胸、减轻心脏负担、增强心血管功能，比陆上运动更为安全。

游泳后的一个问题是饥饿感强，导致进食量增加，此时如能控制好饮食，效果才会明显。

游泳方法

每周2~3次为宜。一次入水不宜超过30分钟，最好经常上岸休息。游泳前后注意多喝水。

游泳锻炼以中慢速度为佳，不要憋气快游。不要给自己设定目标，游游停停，换换泳姿，轻松愉快，达到锻炼目的即可。

游泳宜忌

游泳时水温不可过低，尤其是高血脂兼有高血压、动脉硬化、心脏病等心血管疾病患者需特别注意，切忌冬泳。

安全第一，勿游野泳。

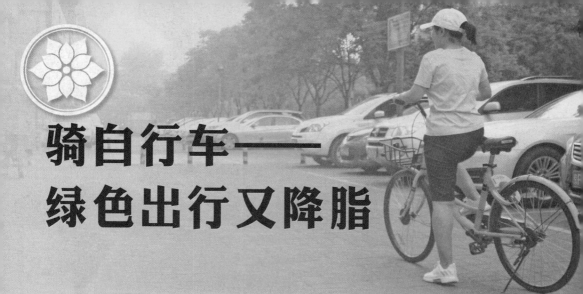

骑自行车——
绿色出行又降脂

骑自行车不仅是一种有效的有氧锻炼，还能增强腿部力量和全身的平衡、协调能力。

骑车的运动量适中，对关节的损伤较小，尤其适合较胖的高血脂及心血管疾病患者锻炼。

室外骑自行车是风和日丽时的最佳运动选择，一边锻炼身体，一边沐浴阳光，欣赏沿途美景，心情会格外畅达愉悦。

现在我国各大城市里，共享单车十分普遍，这让骑行变得更方便、更容易。每天上下班路上少开车、多骑单车出行，不仅绿色环保，减轻城市污染，还能锻炼身体、降脂瘦身，何乐而不为！

骑车方法

一般以中速骑行为宜，每天2次，每次30分钟。以微微出汗效果最好。

骑车宜忌

室外骑车安全第一，要选择道路平顺、环境好、空气佳的场所，避免颠簸、陡坡、人多、车多等路况复杂、危险的地段。

注意严格遵守交通规则，莫上机动车道或人行道，不要骑太快或带人。

骑行时要注意做好保暖、防风、防晒措施。

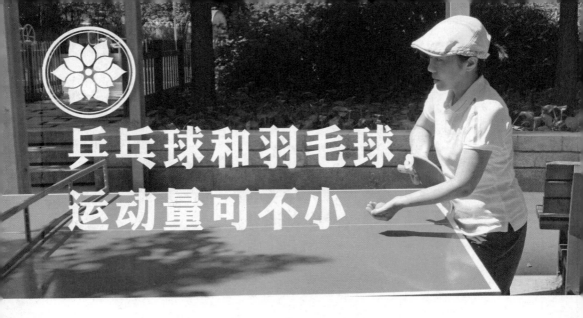

乒乓球和羽毛球运动量可不小

乒乓球和羽毛球是我国普及率非常高、深受国民喜爱的运动，乒乓球更有"国球"之称。

这两种运动虽是小球，但运动量、耗能量可是相当高的。打球过程中需要高度紧张、频繁跑动、手眼脑灵敏协调，对促进人体代谢、降低血脂和胆固醇、改善全身血液循环、锻炼肌肉、骨骼、关节以及增强视力和脑力都有一定的作用。

相比之下，乒乓球是适应范围很广的全民健身运动，从青少年到中老年人均适合。而羽毛球的耗能水平更高，对肌肉力量和柔韧性的要求也更高，更适合体力较充沛的中青年高血脂者。

打球宜忌

每周3~5次，每次30~60分钟，量力而行。

球类运动对肌肉力量及关节承受力要求较高，且动作幅度比较大，开始打球前一定要做好准备活动，避免肌肉、韧带或关节损伤。

一次打球时间不要太长，球类运动体力消耗较大，即使没有感到疲劳，也要经常停下休息。

兼有高血压者弯腰捡球时，动作要缓慢一些。

锻炼的目的是健康，切忌以比赛心态过度投入，看重输赢。轻松快乐、有说有笑最好。

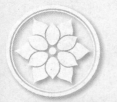

握力器、握力球，有助防血栓

对于平时工作繁忙的高血脂者来说，常用握力器、握力球这样的小小健身工具，也可以起到随时锻炼的作用。

握力锻炼可以增强手指、手臂力量，使上肢的肌肉群协调活动，促进上肢血液循环，防止血栓形成，同时，还能活动关节，增强心脏收缩力，并有利于镇静和舒缓心情。

因其体积较小，方便随身携带，在办公室、外出坐车时都可以拿出来锻炼。

🔔 高血脂会使血液黏稠度高，血液流动缓慢，使体内形成血栓高发的环境。所以，高血脂者需注意预防血栓。

握力器

握力器主要锻炼手腕、手臂力量，男性健身常用。用力握紧之后不要立即松开，可坚持5秒钟左右，连续握20下更为有效。

握力球

握力球也叫减压球、发泄球，弹性和韧性很强。每次用手握至极限停顿，反复交替进行20次左右，感觉掌心发麻发热为止。不拘时间，可随时锻炼。

增强肌肉力量，
降低体脂率

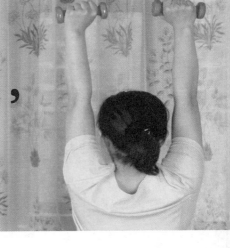

力量练习可增加肌肉，减少脂肪，提高基础代谢率

长时间有氧运动是消耗脂肪的最佳方式，但增强肌肉力量的运动方式也有非常好的辅助作用。最新研究发现，在进行有氧耐力训练的基础上，增加一些力量练习可以提升降血脂的效果。

力量练习可以增加肌肉组织的力量和细胞数量，提升肌肉组织对胰岛素的敏感性，并且增加肌肉组织吸收热量的能力，减少葡萄糖和脂肪酸囤积到脂肪组织和肝脏，达到降低血脂、降低血糖与减肥的效果。

力量锻炼使肌肉增加，脂肪减少，人体的体脂率下降，基础代谢率提高，身材也变得更加紧致、健美。

肌肉力量的锻炼对于男性来说，效果更快、更好，长期坚持，会有明显的体脂分布改变，肌肉线条会明显、清晰，上臂肌群及腹肌显露，体脂率下降。

女性进行力量锻炼，肌肉线条的改变不如男性明显，但在减脂瘦身、促进代谢、提高骨密度、增加肌肉力量、提高基础代谢率等方面，效果一样好。尤宜更年期女性。

力量练习的原则

在进行力量练习时，以降血脂、瘦身为目的的中老年人与健身房以健美为目的年轻人不同，一方面，没有增肌的指标和要求，另一方面，高血脂者体能相对较差，骨骼、关节较脆弱，再加上兼有其他慢性病，所以，无需要求太高。

高血脂者适合小重量、多次数的力量练习，原则是负荷重量宜小不宜大，采用的负荷重量应该能连续完成25次练习为最佳。

一般采用哑铃、沙袋等工具进行。在力量练习中，举起负荷时呼气，放下负荷时吸气，练习中要避免憋气。

🔔 如果高血脂兼有高血压、心脑血管病者，应避免进行负重力量练习，大重量及憋气举重的动作应禁止。

🔔 老年体质较弱、骨质疏松、关节疼痛者不宜进行力量练习。

🔔 用哑铃练习的话，可以从最轻重量的哑铃开始，女性可以从1千克哑铃开始，男性可以从3千克的哑铃开始。如果连续举25次十分轻松，可以再换重些的哑铃。

🔔 如果是年轻的高血脂者，没有其他疾病，可提高力量练习的要求，选择更重的哑铃，并增加次数。

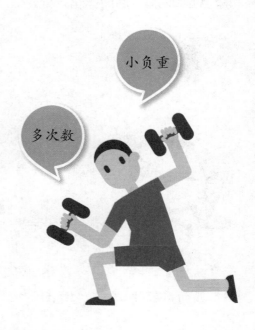

小负重

多次数

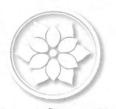

上班族的降脂保健操

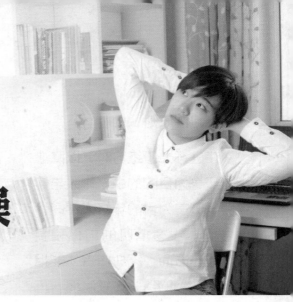

　　不少上班族总是抱怨："工作太忙，根本抽不出时间锻炼！"其实，时间就像海绵，总能挤出水分。尤其是久坐不动，又工作紧张忙碌的人，定时活动一下身体，是改善血液循环、缓解大脑疲劳的最佳方式。做些全身的广播体操是工间休息健身的最好方法，它可徒手进行，不用器械，无需场地，长期坚持做，也是一种适度、有效的锻炼，对降血脂、活血脉有好处。

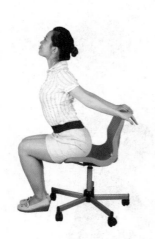

手臂扶椅背，头后仰，胸、腰向前拉伸。

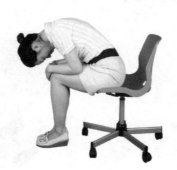

身体前屈，尽力向下弯至大腿。

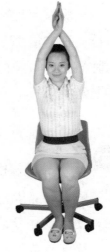

手臂伸直上举，在头顶上方交叉。

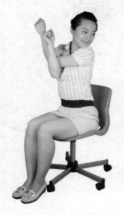 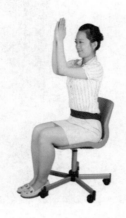 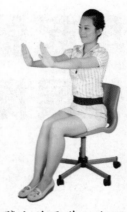

右臂别住左臂，向右
侧伸展，头颈向左侧
伸展。然后反向再做。

双臂向前平举，手心
相对，上臂呈直角向
上，肘部至手心并拢。

双臂向前平举，上下
反复翻转手腕，然后
旋转手腕。

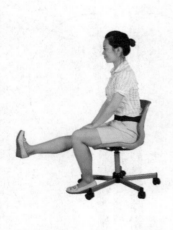 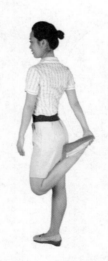 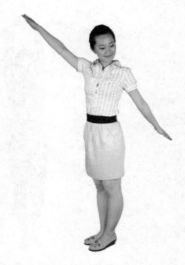

单腿（或双腿）向前
伸直，上下翻转脚踝，
然后旋转脚踝。

单腿站立，用右手抓
住左脚尖，向臀部拉
伸。换腿再做。

双臂大回环，尽力大
幅度活动肩周关节。

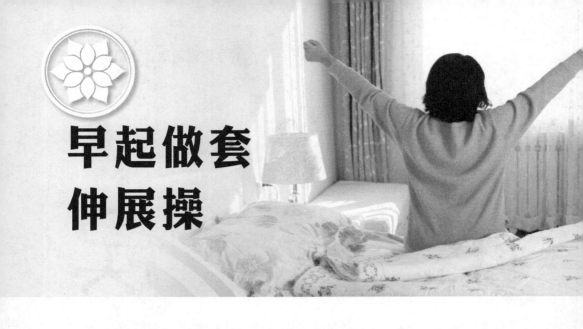

早起做套
伸展操

每天早晨起床，利用在家的零碎时间，做些伸展操，可以活血脉，通瘀滞，强化肌肉，提高身体的灵活性、柔韧性，对降血脂也有益。这样的伸展运动也适合在有氧运动之前，作为热身准备。

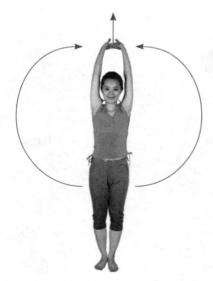

双脚并拢站直，手臂自身体两侧上举至头顶，交叉双手，翻转手心，尽力朝上伸展。

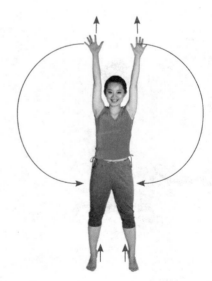

双脚分开站立，与肩同宽。踮起脚尖，同时双手上举过头顶，手掌放开，每根手指都尽量向上伸展。双臂从两侧放下复原。

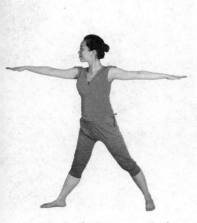
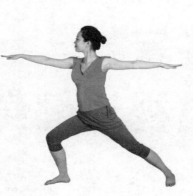
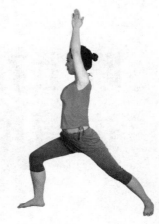

双腿尽量分开，双臂从身体两侧平举伸直，与肩同高，上半身同时向右转，眼看右手。

右腿屈膝弓步，重心移到右腿上，尽量下压。左腿绷直，脚尖点地。

手臂伸直上举过头顶，合掌，保持20秒钟。然后换侧再做。

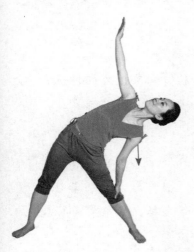
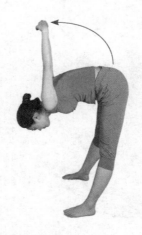
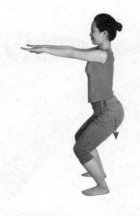

双腿尽量分开，身体向左侧下弯，左手扶左膝，同时右臂上举，与地面垂直，仰头，眼看手掌。保持20秒钟，换侧再做。

双腿分开与肩同宽，腿绷直，向前弯腰，双手在体后相握，双臂伸直，尽力向上伸展。到极限处，保持20秒钟。

双脚分开，与肩同宽，屈膝下蹲，双臂在胸前平举，挺胸提臀。反复做20次。

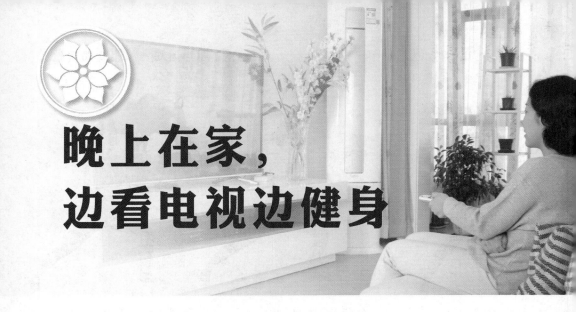

晚上在家，
边看电视边健身

　　从晚餐后一直到睡觉前，如果一直窝在沙发里看电视，就真成了"沙发土豆"，难免发胖和高血脂。所以，这个时间最好能利用起来进行健身锻炼。不妨在电视前铺个瑜伽垫或地毯，一边看电视，一边锻炼，娱乐休闲和健身两不耽误！

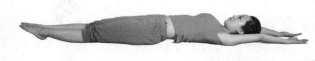

平躺，双臂向头顶方向伸直，双腿并拢平放，脚尖绷直。

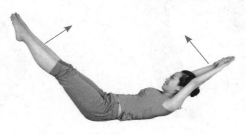

双腿伸直尽量上举，与身体呈45°角，同时将头部、上身和双臂尽量上抬，依靠臀部保持身体平稳。

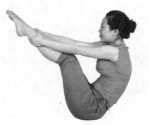

如果能力允许，可用双手抓住脚踝，双腿尽量伸直（不能做到的可稍弯曲），能更好地锻炼腹部和腿部肌肉。

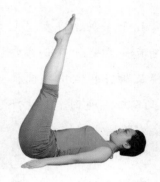 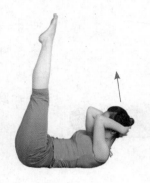 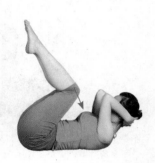

仰卧，手掌贴地。双腿同时抬起，向上伸直，与身体呈90°角，脚尖绷直。

双手抱在脑后，腹部用力，抬起肩胛骨和头部，使身体呈U字形。

双腿屈膝并向胸部方向下压，使膝盖尽量触碰胸部。

仰卧，双脚并拢，双膝弯曲，两膝间夹一个小抱枕，双臂在身侧放平。

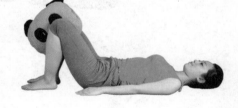

利用腹部和臀部力量尽量将臀部抬高，让上半身和大腿保持在一条直线上，双膝用力夹紧，以肩支撑。

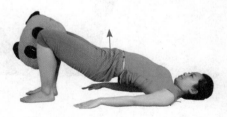

双腿分开，双膝弯曲，双脚跟尽量靠近臀部，双手抓住双脚的脚腕。臀部收紧向上抬起呈拱形，尽量让上半身、臀部及大腿离开地面，下巴抵住锁骨，保持10秒钟后复原。

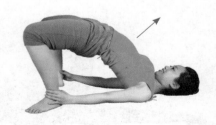

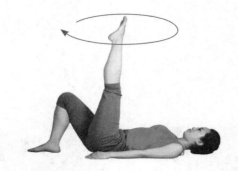

仰卧，双臂放于体侧。将左腿上举，脚尖绷直，右腿伸直或弯曲着地。左腿及脚尖在空中画圆，顺时针方向5次，逆时针方向5次。然后换右腿再做。

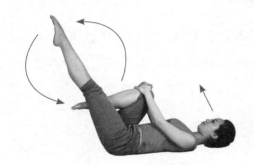

左腿伸直上举，右腿弯曲，双手抱住右腿膝盖，向胸前下压，同时上身抬起，肩膀离床，头尽量去够右腿膝盖，保持5秒钟，重复10次。然后换左腿练习。也可以此姿势做空中蹬自行车运动。

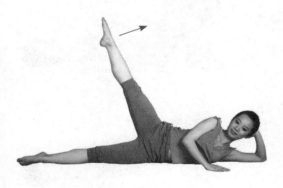

身体向左侧卧，以左手撑头，右手撑在胸前。缓慢侧抬起右腿，高度以自身的极限为准。将脚尖绷直，保持10秒钟。

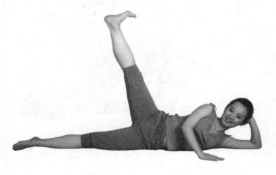

将脚尖向内勾起，与腿部垂直，使脚跟突出，再保持10秒钟。放下腿，恢复原状，反复做20次。全部做完后，身体再向右侧卧，换左腿再做。

然后翻过身来，俯卧在床上，同时抬起右臂和左腿，保持5秒钟。然后换侧再做。重复做5次。

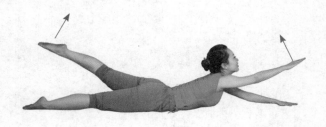

双臂向前伸直，双腿和双手同时尽量向上抬举，保持5秒钟后复原，做10次。

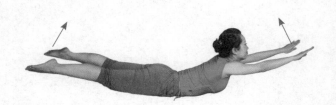

双腿跪地，身体前倾，双臂撑地，让身体与地面保持平行。将左腿向内收，膝盖向胸部靠近，同时低头，使头尽量与膝盖在腹部下方相互触碰，身体像缩成一团，保持5秒钟，恢复原状，重复10次。然后换右腿练习。

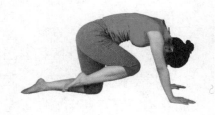

抬头，展胸，左腿伸直，尽量向后上方抬起，脚尖绷直，此时会感到腹部、臀部和大腿前侧的肌肉收紧，保持5秒钟，恢复原状，重复10次，然后换右腿练习。

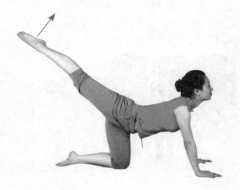

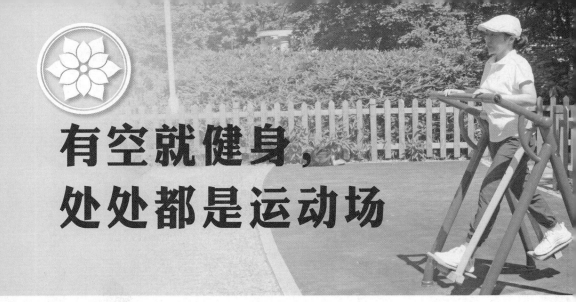

有空就健身，
处处都是运动场

　　健身不止包括以上的那些项目，可以根据自己的兴趣爱好，穿插在日常生活和工作中，凡是能起到锻炼作用、便于坚持进行的活动，都可灵活选择。运动意识提高了，生活中处处都是运动场。

小区健身器械

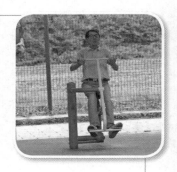

　　在不少居民社区和公园里，都安装了大众健身器械。年龄较大、难以承受大幅度运动者不妨好好利用这些设备，一边晒太阳、一边进行一定量的锻炼。

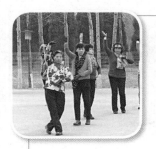

跳舞

　　有节奏地跳舞，可使身心愉悦欢畅，适度的肢体动作也是一种全身综合性的锻炼。跳舞既是文娱活动，又是体育运动，有益身心健康，对降脂也有一定好处。

踢毽子

踢毽子是我国传统的健身活动，是一项良好的全身性运动，可改善全身血液循环，促进代谢，增强关节、韧带、骨骼、肌肉的功能，提高灵敏度和平衡性。运动量可大可小，男女老少皆宜。

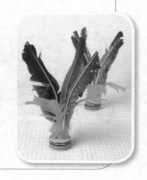

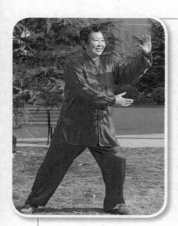

太极拳

太极拳是我国传统的健身法。它巧妙地融合了气功与拳术的长处，动静结合，刚柔相济，动作舒缓柔和、协调沉稳，还能让人宁心静气，安养精神。一套拳打下来，微微出汗，运动量适中，尤其适合中老年三高（高血脂、高血压、高血糖）者锻炼。

踏步击腹

一边踏步（可原地踏步，也可慢走），一边用双拳反复敲击腹部（以手掌拍打也可以）。从上至下，腹部有赘肉部位多多击打，有一定的减脂作用。日常走路时可以做，工间休息时也可以做，没有场地和时间限制。

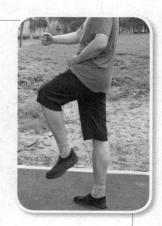

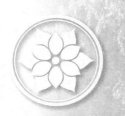

混合运动，
6 个月见效

　　单一运动方式比较枯燥，不太容易长期坚持，而采用混合运动的方式，既提高了趣味，避免枯燥生厌，又弥补了不同运动的不足，减脂效果更好。

　　有氧耐力运动是改善血脂的最佳运动形式。长时间的有氧耐力运动可以大量消耗脂肪，并可以促进甘油三酯的降低。

　　生活中常见的有氧耐力训练包括快走、慢跑、走跑交替、骑自行车、上下楼梯、爬山、游泳、划船等。

　　有氧运动搭配力量练习，可以起到更为理想的减脂效果。

　　一周4~5次的有氧耐力运动，加上1~2次的力量练习，效果最好。

每周运动量安排

有氧耐力运动
4~5 次

力量练习
1~2 次

$+$

锻炼计划A

周一	快走 30 分钟，2 次
周二	骑自行车 30 分钟，2 次
周三	哑铃力量练习，2 次
周四	慢跑 15 分钟，1 次
周五	快走 30 分钟，2 次
周六	游泳 60 分钟，1 次
周日	休息

锻炼计划B

周一	哑铃力量练习 5 分钟，快走 50 分钟，1 次
周二	快走 30 分钟，2 次
周三	跳绳 30 分钟，1 次
周四	哑铃力量练习 5 分钟，快走 50 分钟，1 次
周五	快走 30 分钟，2 次
周六	爬山，1 次
周日	休息

可以在一周时间内，安排2天快走，1天骑自行车，1天哑铃力量练习，1天慢跑，1天游泳，剩下一天休息。

也可以在每次有氧运动开始前，做一次5~10分钟的哑铃力量练习，也是有效的混合运动方法。

研究表明，人体经过3~6个月的持续锻炼，血液总胆固醇会出现明显下降，较为全面地改善血脂状况则需要6个月。坚持锻炼8个月，血脂下降程度可以达到10%以上。

降脂是一个长期任务，一次运动对血脂几乎没有什么影响，只有长期运动后，血脂才会得到明显改善。

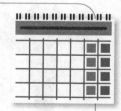

你需要鼓励和监督

运动计划贵在坚持，这也是最难的一部分。

由于需要改变以前的生活习惯，与自己的惰性作斗争，除非是有高度自制力和意志力的人，否则很难独自完成，尤其是在还没有看到成效的时候，非常容易放弃运动计划，或偷懒减量。这时周围人的鼓励和监督就显得格外重要，在外力的督促下，往往能更有效地完成计划指标。

鉴于这个原因，在执行前，你不妨把运动计划公之于众，让亲友随时提醒你，或者把每天走路步数显示在手机朋友圈的排行榜中，让大家都看到。来自他人的鼓励和监督是最好的动力，也最为有效。

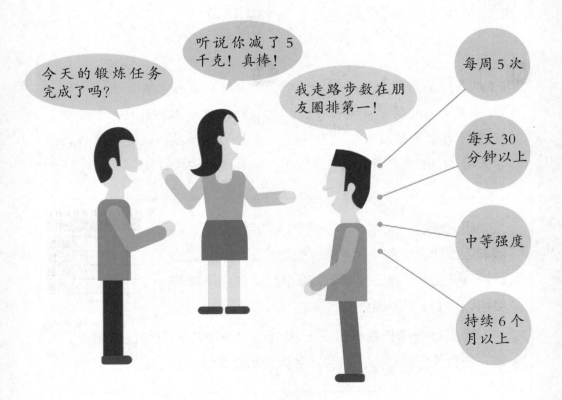

肆

生活习惯，
一点一滴来改善

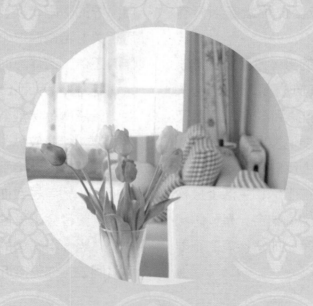

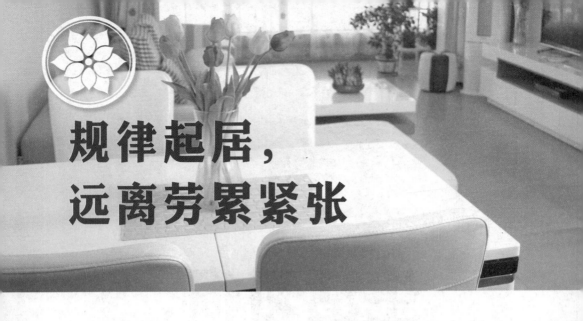

规律起居，
远离劳累紧张

过劳紧张是高血脂的诱发因素

中青年人过劳死亡的事件屡见不鲜，这也与社会快速发展导致竞争激烈，工作压力大、时间长，生活节奏快等诸多因素有关。

长时间的身体过劳及精神紧张会造成气血虚弱、内分泌失调、代谢功能紊乱，是高血脂及高血压的重要诱发因素，尤其在中青年人身上反应明显。

所以，在工作和生活上放松步调，做到劳逸结合，是预防和缓解高血脂等心血管疾病的重要环节。

建立健康的作息规律

人们日常的生活、活动是有一定规律性的，即依照"人体生物钟"进行。而这个生物钟又与自然界的阴阳转换、日夜交替密切相关。若遵循这个规律，该工作时工作，该休息时休息，三餐定时定量，劳而不累，张弛有度，健康就有保证。如果违反这个规律，恣意放纵，任性妄为，各种生理机能就会受到不同程度的损害，轻者导致血脂、血压升高，严重者会诱发各种并发症。

对照一下右边的两张生活作息时间表，你更接近哪一个呢？

感觉很累，还越来越胖，血脂也高了！

向我靠拢，你会更健康！

8：00

耗到最后一分钟起床，如打仗般洗漱出门。早餐？没时间！

8：00～9：00

开车上班，或者在公车（地铁）上补上一觉。

9：00～12：00

一忙起来就觉得饿了，赶快用零食、咖啡充饥。

12：30

狼吞虎咽吃快餐，或点个外卖，边工作边吃饭。

13：00～18：00

在电脑前坐着工作一下午，感觉头晕脑胀、身心疲惫。

18：00～20：00

好不容易下班了，累了一天，火锅、烧烤、啤酒，吃到撑！

20：00

躺在沙发里看电视剧、刷手机、玩游戏，不亦乐乎。

凌晨1：00

哈欠连天，躺在床上继续刷手机，都不知几点睡着的。

6：30～7：00

醒了就起，不赖床。

7：00～8：00

早餐营养充足，蛋奶齐全。

8：00～9：00

步行或骑车上班（坐公车提前下车后步行至少30分钟）。

9：00～12：00

每工作50分钟休息10分钟，站起活动一下。

12：00～13：00

午餐种类丰富，口味清淡。餐后小睡30～60分钟。

13：00～18：00

每工作50分钟休息10分钟，站起活动一下。

18：00～20：00

下班回家，买菜做饭，晚餐不吃太多。

20：00～22：00

适当活动（在楼下散步、做垫上运动、做做家务）。

23：00之前

洗漱，上床睡觉。

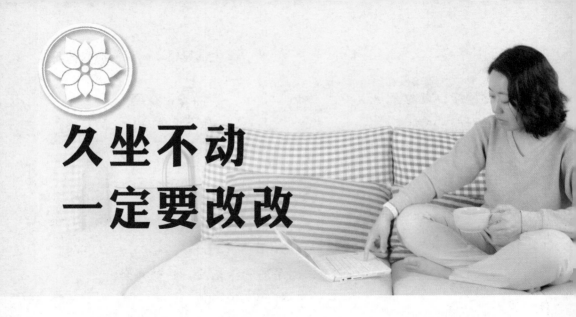

久坐不动
一定要改改

久坐危害多

　　现代人很多都有久坐不动的习惯，这与生活舒适度的提高、工作从体力向脑力转化都有直接关系。可以说，久坐不动可能成为人类越来越普遍的生存状态。

　　从生理学上看，久坐对人体健康十分不利。多项研究证明，久坐不动会增加心血管疾病、肿瘤以及脊椎、坐骨神经等疾病的发生率。

　　对于高血脂者来说，一方面，久坐容易囤积脂肪，尤其是腹部脂肪聚集明显，且人的热量消耗减少，自然越来越胖，大腹便便。

　　另一方面，久坐不动使身体的血液循环阻滞，气血不通畅，代谢效率低下，会引发或加重高血脂、动脉硬化、高血压、糖尿病、心脏病等疾病。

　　随着科技的进步，人类久坐趋势更加明显，手握一部手机遥控一切的时代正在来临。快递送到家，外卖网上点，足不出户可以生活无忧。在生活越来越方便快捷的同时，人会越来越趋于静态生活，这对健康是个极大风险。

设置闹钟久坐提醒

知道了久坐的危害，就要在日常生活中想办法避免久坐。

如果工作忙起来经常忘了时间，不妨设定"闹钟久坐提醒"，如50~60分钟提醒一次，让自己起来活动活动。

现在有很多运动手环、手机APP、电脑桌面软件等都有久坐提醒功能，可以根据方便程度自行选择。

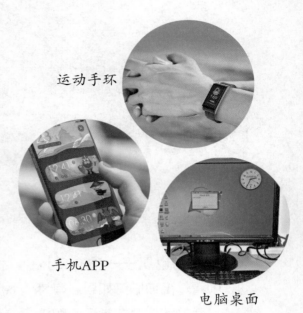

运动手环

手机APP

电脑桌面

必须站起来活动

久坐提醒的铃声响起，不论在做什么，先放一放，一定要站起来从事动态活动，5~10分钟即可。

你可以做套伸展体操，去倒杯水，去趟卫生间，去阳台或楼下呼吸一下新鲜空气，去擦擦桌子、扫扫地……总之，让自己动起来。千万别放下电脑，又拿起手机！

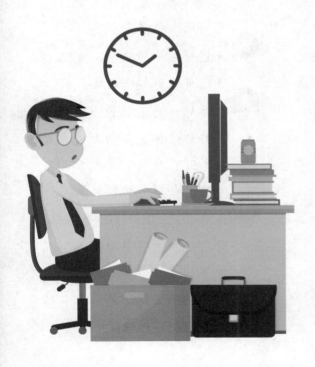

123

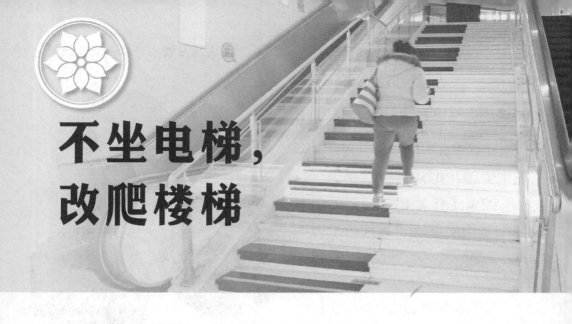

不坐电梯，
改爬楼梯

爬楼梯也属于一种有氧运动，中青年高血脂者如果没有骨关节方面的疾病，非常适合爬楼梯锻炼。

现代办公楼、地铁站、商场、高层住宅都是电梯的世界，楼梯干净人又少，不妨放弃乘坐电梯或扶梯的机会，好好利用楼梯锻炼，比健身房一点不差！

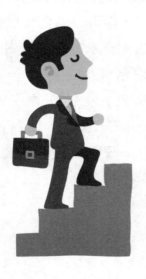

🔔 不要弯腰驼背、低头上楼梯，应腰背挺直，挺胸抬头，双臂自然摆动。

🔔 上楼梯时要尽量高抬腿，可更好地消耗热量。

🔔 爬楼梯以中速为宜，体力好者也可适当加快速度。

🔔 爬楼梯体力消耗较大，中途最好适当休息，勿令心率太快、气喘吁吁，感觉疲劳时可改乘电梯，切勿勉强。

🔔 体重过大、肥胖、年老体弱、骨质疏松、骨关节疼痛、屈伸不利者以及血压不稳定、有哮喘病、慢阻肺及冠心病患者均不宜爬楼梯锻炼。

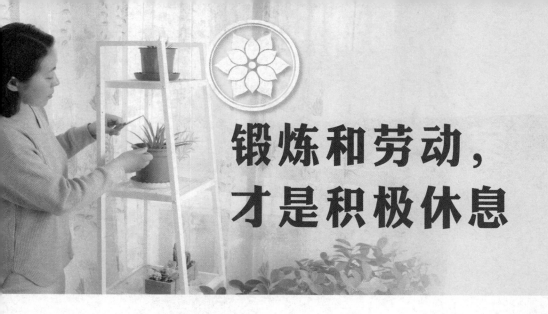

锻炼和劳动，才是积极休息

休息分为积极休息和消极休息两种。我们提倡合理的积极休息，这对缓解疲劳、恢复体力都是最有效的，而且还能调节情绪，提高工作效率。

积极休息是一种主动性的休息，它指的是用一种活动来缓解另一种活动所产生的疲劳。如上班族一般用脑较多，大脑皮层极度兴奋，而身体却代谢缓慢，对待这种以脑力为主的疲劳，最好的休息方式就是进行体育锻炼或参加劳动，也就是说，用体力活动来缓解脑力活动引起的疲劳。

消极休息是一种被动的休息。如玩命工作后再狂睡就属于消极休息，容易越睡越累；而长时间上网玩游戏、刷手机只会加重大脑疲劳；大吃大喝则会打破生活规律、影响脾胃功能。这些放纵自己的休息方式，无法从根本上调整身体状态，还对身体有害。

周末怎么过？

宅在家里
睡觉
大吃一顿
追剧
刷手机

做家务
郊游
逛街
跳舞
健身

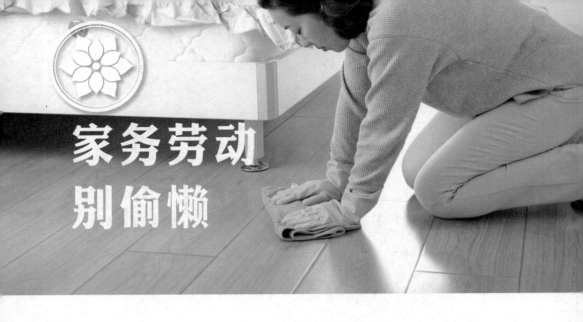

家务劳动
别偷懒

改变做家务的心态

一提起家务，多数人都觉得很头疼，好像永远也做不完。家务活确实枯燥重复，十分辛苦，不过，从另一方面看，如果将做家务当做减脂瘦身的大好时机，而不是一种家庭负担，你的心态就会变得乐观积极，越干越开心，在开心做事的时候也不容易产生疲劳感。

克服自己的懒散，手脚利落地做做家务，能让生活环境大大改观，让自己和家人都心情愉悦起来，同时也增加了每天的活动量和能量消耗，让脂肪没有囤积的机会，促进脂类代谢。

🔔 慢吞吞的动作和手脚麻利的动作在消耗能量上有显著的差别。所以，要给自己设定好时间，如"收拾卧室10分钟，扫地5分钟"，从而让自己的时间安排更有效率，还能让自己加快动作的频率，消耗能量更多。

🔔 做家务可安排在久坐的间隙时间，如坐着看电视50分钟，起来晾晒衣服5分钟。

🔔 做家务时动作幅度大一些，可以增加运动效果，锻炼肌肉力量，增加耗能量。

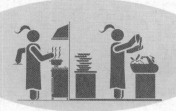

做饭、刷碗30分钟

消耗热量65千卡

超市购物20分钟

消耗热量40千卡

不同家务劳动

消耗的热量

扫地、擦地15分钟

消耗热量35千卡

擦桌椅15分钟

消耗热量35千卡

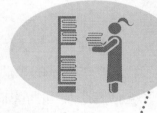

收拾整理房间10分钟

消耗热量20千卡

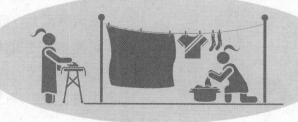

晾晒衣服、熨烫衣服10分钟

消耗热量25千卡

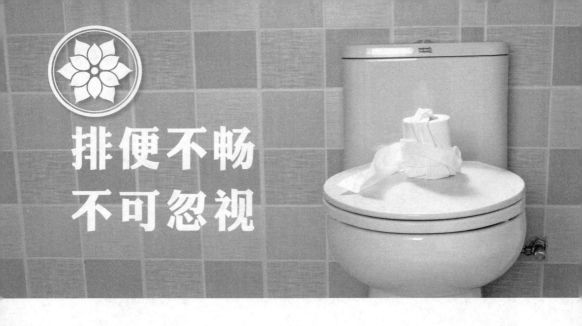

排便不畅不可忽视

便秘影响人体代谢

便秘是指排便次数减少（超过3天不排便）、便量减少、粪便干结、排便费力等状况。

经常性便秘是人体消化功能及代谢功能紊乱的表现。长期便秘会使脂肪及胆固醇排泄不畅而积存于体内，诱发或加重高血脂、糖尿病、大肠癌等疾病，是人体健康的一大隐患。

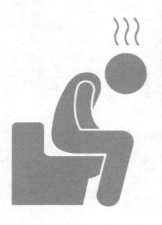

排便费力易出意外

高血脂者多伴有动脉硬化、血管斑块、高血压等问题，如果过于用力排便，全身肌肉紧张、血管收缩，易导致心率加快、血压骤升。同时由于长时间憋气，使胸腔和腹腔的压力增大，心脑血管承压过重，造成颅内压力剧增，容易导致脑血管或外周血管破裂，突发脑出血、脑梗死等意外。若突然用力，还会因腹压增高、精神紧张使机体出现应激反应，引起心肌暂时性缺血，导致心律失常、心绞痛或心肌梗死，甚至猝死。

老年人气虚津干、体力活动少、肠胃动力不足，本来就容易有习惯性便秘，而一些降血脂及治疗其他疾病的药物也可能引起便秘。这两种因素叠加起来，使老年人便秘状况更为严重，排便突发意外的现象也较多，一定要引起高度重视。

养成定时排便的习惯

养成清晨定时排便的习惯，有助于预防便秘的发生。

早晨5：00~7：00，人体大肠经最为活跃，是排泄的最佳时机。人体通过一夜的代谢调整，已经将代谢产物堆积在大肠内。起床后先喝一杯温水，温润刺激一下大肠，它就马上开始蠕动，此时去厕所蹲一会儿，并养成习惯，对改善便秘特别有益。也有些人在早餐后，由于食物对消化系统的刺激而加重便意，所以，早餐后排便也是好习惯。

多吃通便食物

防治便秘一方面要多喝水，另一方面要多吃通便食物。

高纤维食物：海带、菠菜、空心菜、萝卜、玉米、燕麦、苹果、香蕉、梨等。膳食纤维可刺激肠道蠕动，对降低胆固醇也有好处。

生津润肠的食物：蜂蜜、黑芝麻、核桃、松子等，更宜津枯肠燥的老年便秘者，肥胖、高血脂、糖尿病患者需控制食用量。

便秘严重时，少吃煎炸食物及山药、莲子、栗子、桂圆等食物。

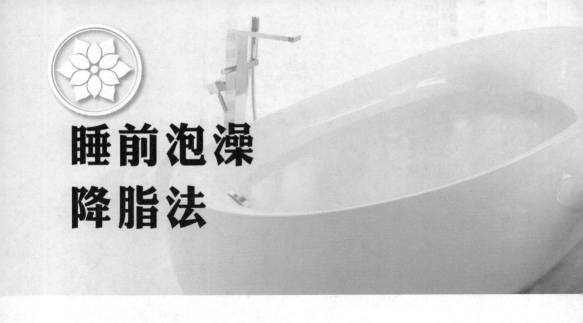

睡前泡澡
降脂法

泡澡能降脂排毒

    泡个热水澡是降脂排毒的好方法，它的好处真不少呢！体力比较好的中青年高血脂者不妨多多泡澡。

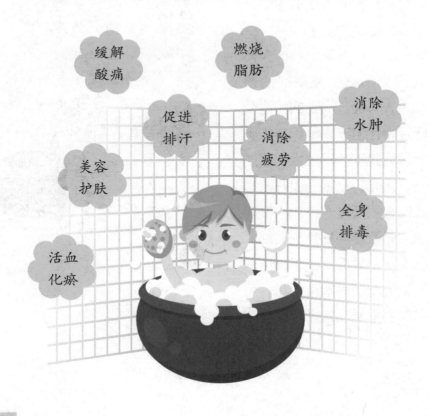

缓解酸痛

燃烧脂肪

促进排汗

消除疲劳

消除水肿

美容护肤

全身排毒

活血化瘀

泡澡要注意以下几点。

水温： 40℃左右

水温太低起不到活血化瘀、促进排毒的作用。而水温太高易造成心悸、胸闷、出汗过多。

时间： 20~30分钟

中青年体力好者可泡时间长一些。体力不佳者时间不宜太长，10~15分钟即可，高龄老人不宜泡澡。

姿势： 坐浴为佳

可以半坐在浴缸中，如果浴缸较深，可坐在小凳子上泡，热水不要没过心脏。

按摩： 促进燃脂

边泡澡边按摩脂肪堆积部位，有促进燃脂、排毒、减肥的作用。

热水泡澡时会大量排汗，但人体感觉并不明显，所以，千万别忘了多喝水，来弥补人体水分损耗。

在饥饿、过饱、酒后等情况下，一定不要泡澡，以免发生不适及危险。

血压控制不稳定、有胸闷、头晕等状况者，切忌泡澡。

泡澡降脂法适用于中青年高血脂者，有心脑血管疾病的老年体虚者不宜长时间泡澡。

泡澡时，热水不宜没过心脏部位，否则容易加重心脏负担，出现心悸、胸闷现象。

泡澡时浴室要注意通风，否则，热气蒸腾、湿度过大，人体会感觉呼吸不畅、胸闷憋气，引发心血管意外。

由于高血脂者血管硬化、调节能力较差，所以，一般人常用的冷热水交替泡澡减肥法并不适用于高血脂者。

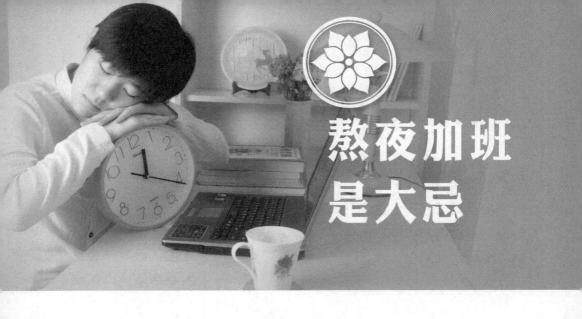

熬夜加班是大忌

熬夜犯大忌

睡眠是人体的自我修复方式，睡眠不足会引起人体代谢和内分泌功能紊乱、免疫力下降。

夜间的深度睡眠尤其重要。要保证在子时（23点~次日1点）进入深睡眠状态，就要保证在晚上10点半左右上床睡觉。

熬夜、黑白颠倒的生活是健康大忌。由于夜间更安静，思维更容易集中，所以，很多从事写作、创造、研究的人都有夜间工作的习惯；也有不少人是迫于工作压力而不得不熬夜加班；还有不少医生、护士、工人或服务行业人员，由于工作需要必须倒班工作。这样的生活会造成人体生物钟紊乱。时间长了，对人体内分泌系统、心血管系统、神经系统、消化系统等都会产生影响，最容易引起阳气亏虚、阴液损耗、代谢失调，从而引起或加重高血脂等心血管疾病。

除了这些之外，还有不少年轻人把夜晚当成娱乐时间，彻夜游戏玩乐，年轻时仗着身体好没有节制，但这样做会使血管提前衰老，疾病更早发生，是透支未来健康的行为，应尽量避免。

睡眠不可错过的时间段

子时
（23点~次日1点）

胆经旺盛，阴气重而阳气衰，睡眠最能养阴护阳，补血生髓，有利于肝胆排毒代谢。

丑时
（1点~3点）

肝经旺盛，肝是脂肪及胆固醇合成、代谢的场所，此时修养好，可促进脂代谢，并能养血和修复肝损伤。

寅时
（3点~5点）

肺经旺盛，是人体免疫系统的修复时间，血压、血糖均偏低，心血管病患者此时易发心梗。

午时
（11点~13点）

心经旺盛，可安养心神，缓解疲劳，如果夜间熬夜、睡眠不足，一定要在此时睡个午觉补回来

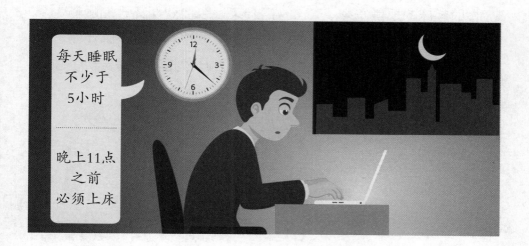

每天睡眠不少于5小时

晚上11点之前必须上床

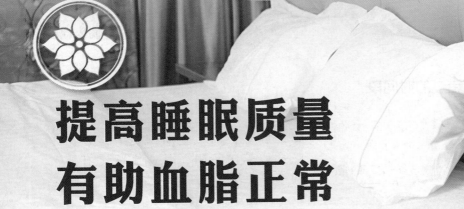

提高睡眠质量
有助血脂正常

　　睡眠时间不够、质量不高、多梦易醒，都是睡眠障碍的表现。提高睡眠质量，是全面改善人体循环系统和代谢功能的良药，有助于平衡血脂。

　　高血脂者要想获得优质睡眠，需要注意下面的细节。

规律作息

　　要养成按时睡觉、按时起床的规律作息，如23点入睡、6点起，每天不变，坚持到形成习惯，不用闹钟也可以按时自然醒。

睡前宜洗浴、泡脚、按摩

　　睡前洗浴或泡脚可使全身温暖起来，令血液循环更加顺畅、血行速度加快，促进新陈代谢，使全身完全放松，入睡更快。睡前如能按摩一下肌肉、经络、穴位，更有利于放松身心、畅通经脉、促进睡眠。

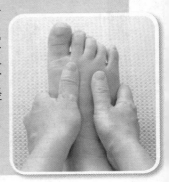

枕头不宜过高

枕头的高度、厚度、弹性要适度，高度以15～20厘米为宜。高血脂者血液流动比正常人慢，睡眠时更慢，枕头过高会影响脑部血液循环，再加上有动脉硬化、颈动脉斑块的话，更容易发生缺血性脑梗死。

心情平静愉悦

睡前需要安静养心，让身心都进入放松、平稳的状态，尽量保持心情舒畅。应避免过度的脑力、体力劳动及娱乐，不宜长时间刷手机、打电话，否则容易由于情绪激动、精神紧张而影响睡眠。

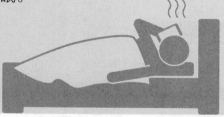

睡前不宜进食

晚上8点以后不要吃太多东西，临睡前更不宜进食，否则消化系统持续工作，会影响睡眠。晚间不要喝浓茶、咖啡等刺激性饮料。如果失眠严重，可以喝少量牛奶，有利于帮助睡眠。

不要依赖安眠药，睡前莫服降压药

安眠药有依赖性，尽量少服。安眠药及降压药均在不同程度上减慢睡眠时的血液流速，并使血液黏稠度相对增加。高血脂患者原本血液黏稠度就高，血液流速相对较慢，更容易诱发脑中风。兼有高血压者夜间血压会较白天低，睡前服降压药易发生低血压危险。

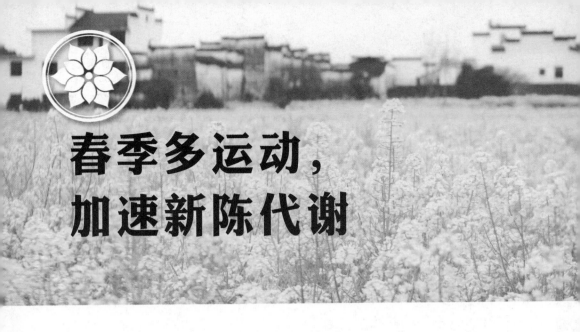

春季多运动，加速新陈代谢

春季运动好处多

春季，人体阳气生发，气血旺盛，又脱去了厚厚的冬装，使人感到轻盈活跃、精力充沛、精神振奋、心情愉快，此时的身体状态最有利于运动。

春季大地回暖，一派生机，草木萌发，温度、湿度均适中，体感最为舒适，空气中氧气量更充足，在温暖和煦、绿色富氧的环境中锻炼，运动更安全舒适，效果也更好。

另一方面，经过一个漫长的冬季，人的身体积累了较多的脂肪以御冬，再加上春节期间，大吃大喝、休养过多，到了春季，这些过剩的能量需要散发出去，才能让身体保持健康平衡。所以，春季加强运动也是身体的必要调整。

此时不要辜负春光，一定要多去户外多进行有氧运动，以促进全身血液循环和新陈代谢，强化心肺功能，提高免疫力，调节情绪，对降脂、瘦身、排毒、软化血管都有很大益处。

"一年之计在于春"，从春节之后开始，不妨制订一个运动计划表，逐渐加大运动量。注意循序渐进，不要盲目求快，要让身体有一个适应的过程。

春季注意避风邪

春季天气乍暖还寒，忽冷忽热，变化无常，常有"倒春寒"现象。此外，春季风邪偏盛，风气通于肝，外风引动内风，易使肝气亢盛，造成血压明显波动，对心血管系统造成不良影响。尤其在"春分"前后，高血压、冠心病、心肌梗死、脑卒中等心血管疾病易发作或加重。

所以，春季运动中一定要注意避风、保暖。

"春捂"的说法是有道理的，尤其在北方地区，"立春"之后，有时白天变暖了，但早晚还是相当寒冷，还要穿薄棉衣或轻羽绒外套。一般要到"清明"之后，才会彻底脱去棉衣。中老年人尤应注意保暖。

进行户外锻炼时，最好穿速干、保暖、防风的衣服，注意不要大汗淋漓，汗后着风最易感冒。遇到有风沙扬尘天气，尽量避免外出活动。

🔔 春季运动要重视准备活动。由于春季温差大，当气温较低时，体温调节中枢和内脏器官的机能都不同程度地降低，肌肉、关节等器官黏滞性强，锻炼前准备活动不充分时，容易发生肌肉、韧带拉伤以及关节扭伤等事故。

🔔 春季多外出登山、踏青、放风筝，既是赏春游乐，也是很好的运动方式。但均应注意不要太过兴奋、激动和疲劳，控制好体力和情绪。

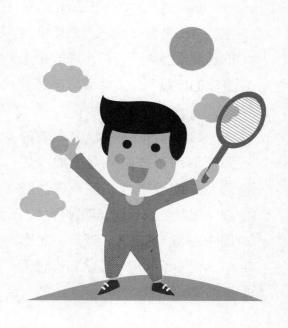

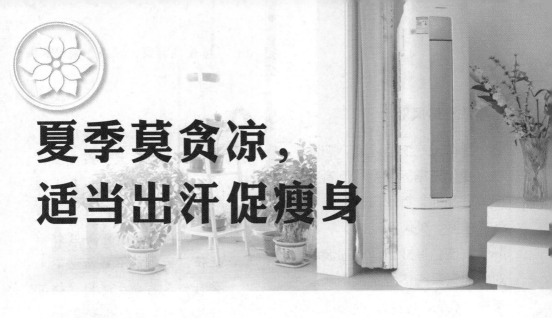

夏季莫贪凉，适当出汗促瘦身

适当出汗有利降脂

夏日炎炎，不少人为了避暑，整天待在空调房中，虽然体感舒适了，却错过了降脂的大好时机。

脂肪氧化后生成二氧化碳和水，排出体外。出汗是脂肪排泄的重要渠道之一，且出汗能带走身体的热量，使人体温度自然下降。

如果排汗不畅，人体代谢的津液滞留于体内，会生成"痰湿"。痰湿重者，多表现为肥胖、腹部肥满松软、四肢浮肿、口中黏腻、胸闷、痰多、易困倦、大便不成形等症状，而患上高血脂的也常常是这类人。

所以，高血脂者最好采用自然避暑的方法，如到树荫下、小河旁、早晚的小花园里，在自然环境下，适当出点汗，有利于降脂瘦身、改善病情。切勿整日待在空调房内，以免痰湿加重。

当然，也不要矫枉过正。太热的天气，开空调也没问题，只要温度不低于27℃，避免室内外温差过大即可。切勿让自己大汗淋漓，反而损伤气血津液，造成虚弱、脱水。尤其是有心血管疾病的老年人，微汗有益，大汗伤身。

多饮水，防血栓

夏季出汗较多，高血脂者血液的黏稠度相应增高，血运缓慢，容易供血不足，血管内血栓形成的机会增大。再加上湿度较大，空气闷热，含氧量低，容易引起心肌梗死、脑血栓等心脑血管疾病突发。

因此，高血脂患者夏季一定要注意多喝水！除了白开水、茶水外，富含汁液的西瓜、葡萄、桃、梨、冬瓜等果蔬也是补水的好选择。

补水不宜选择冰镇、含气的碳酸饮料，以免加重痰湿内停、胸闷、肠胃胀气的不适感。且这类饮料含糖量高、热量超标，不利于控制体重和血脂。

夏日停药不可取

不少高血脂者认为，夏季一般饮食比较清淡，大鱼大肉吃得少了，蔬菜瓜果吃得多，胃口也没有那么旺盛，血压也比冬季偏低一些，降脂药就没有必要再吃了。因此，高血脂者夏季擅自停药的现象比较普遍。

这种做法是不可取的！因为降脂药不仅有降低血脂的作用，而且还有抗动脉粥样硬化和稳定斑块的重要作用。动物实验和大规模的临床研究发现，在长期使用他汀类降脂药物后，能够让患者动脉粥样硬化的斑块体积缩小。这也是高血脂者应该坚持长期服用降脂药的原因。

所以，即便夏季血脂有所降低，也不要擅自停药！

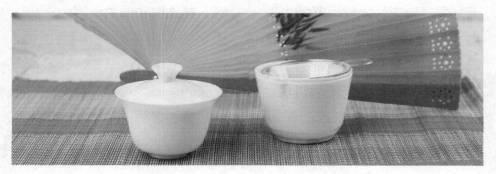

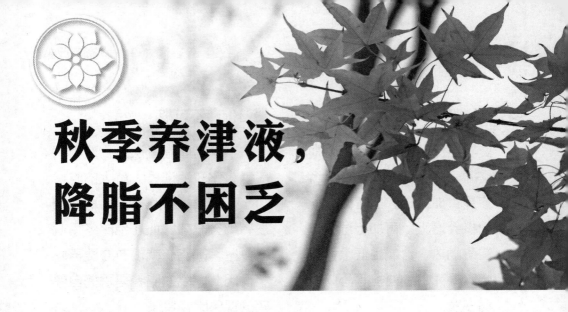

秋季养津液，
降脂不困乏

血脂高易困乏

俗话说"春困秋乏"，秋季犯困有一定的季节因素。

秋季气候由炎热变凉爽，机体也进入了一个周期性的休整阶段。由于夏季常常睡眠不足、饮食减少，人体出汗多，消耗大，到了秋季常会感到疲惫乏力。所谓"秋乏"，其实是人体生理功能恢复时的一种"补偿"。

血脂升高也会引起犯困，从而加重"秋乏"之感。这是由于高血脂者体内血液流动相对缓慢，影响红细胞的携氧能力，再加上血管动脉硬化产生的斑块，造成管腔狭窄，大脑或心脏缺血、缺氧，使困乏现象更为明显。

劳逸结合多休养

高血脂者如果明显感到有"秋乏"现象，可以通过调整睡眠、饮食，加强体育锻炼等方法来改善。

最重要的是要做到劳逸结合。工作之余注意适当休息，切勿让身心太过疲惫、操劳，保证睡眠充足。

休息时可以听听音乐、和他人聊聊天或参加一些娱乐活动等，在欢愉和谐的氛围中忘却秋乏。节假日不妨外出登山、赏景，不要错过这个美好、多彩、收获的季节，对提高免疫力、调节心情、缓解压抑郁闷的情绪非常有益。

饮食甘润，养护津液

秋季与肺相通应。肺主气，掌管呼吸及免疫功能，并对应人体的皮肤、毛发。秋季温度低、燥邪盛，最易伤肺，使人津干口渴、胸闷气逆、皮肤干燥、心绪不宁，也容易患感冒、肺炎等呼吸道疾病。高血脂者津液不足，则会加重气血瘀滞、血液黏稠、高血压、血栓等问题。因此，秋季在饮食上要注意多吃滋阴润燥、养护津液的食物。

甘润生津、润燥养肺的食物有：梨、百合、莲子、莲藕、荸荠、银耳、甘蔗、萝卜等。秋季常吃，可以缓解秋燥，预防呼吸系统疾病，也是降血脂、降血压的天然良药。

不可盲目"贴秋膘"

"秋风起，进补时"，很多地方都有秋季进补的传统，适度进补可弥补夏季的损耗，储备过冬的能量，符合养生规律。

在南方，秋季进补以水鸭、甲鱼、乳鸽、麦冬、沙参、石斛、枸杞子、燕窝等滋阴药食为主。在北方，由于天气较寒冷，"立秋"就开始"贴秋膘"，以牛羊肉为主。但应注意，秋季如果红肉类吃得过多，尤其是羊肉，容易生内热，伤阴液，导致上火，反而耗伤肺气，加重秋燥。尤其是高血脂者，牛羊肉等红肉脂肪含量偏高，不宜多吃。所以，秋季适度进补即可，切勿盲目"贴秋膘"。

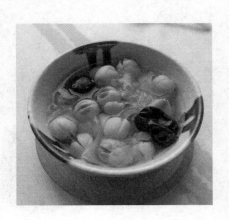

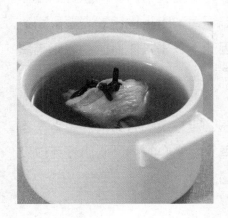

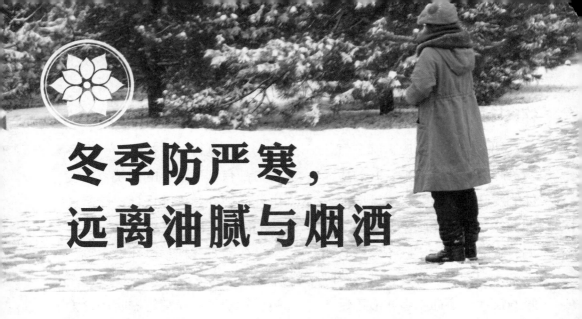

冬季防严寒，
远离油腻与烟酒

严寒是血管大敌

冬季是心血管病患者最难过的季节，霜雪严寒对心血管是一种恶性刺激。

血"遇热则行，遇寒则凝"，血管也符合"热胀冷缩"的原理，遇热扩张，遇冷收缩。在温热的情况下，血管扩张，血液流速加快，而在寒冷的环境中，血管收缩，使血压升高或血流缓慢，脂类也容易凝聚沉积。因此，冬季人体血压、血脂与夏季相比普遍偏高。

高血脂、动脉硬化、高血压、冠心病的心血管病患者在冬季易发生心绞痛、心肌梗死以及脑出血、脑血栓等意外。

保暖就是保平安

由于高血脂者动脉硬化现象比较普遍，血管的调节能力差，冬季更应注意身体保暖，防范严寒侵袭，一定要记住"保暖就是保平安"这句话。

以下这些冬季防寒保暖的必备物品，一个也不能少！

马甲

马甲可以护住心肺，并能防范肩背、脘腹、后腰等部位受寒疼痛。

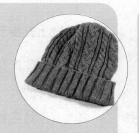

帽子

头部散发热量很快，且脑门、脑后都是容易受风寒的部位，易引起头痛、头晕、感冒及脑血管意外。所以，外出应戴能遮挡脑门、后脑勺的帽子。

口罩

北方的冬天不仅寒冷，还常有雾霾光顾。口罩能有效提高防风保暖、防尘护肺的效果，避免寒风对口鼻的刺激，也减少PM2.5等污染物对心血管的危害。

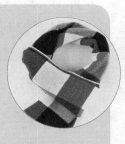

围巾

颈部是咽喉要道，寒风从脖颈入内，很容易伤及心肺，引发寒症。高血脂者多有颈动脉狭窄及斑块问题，受寒更易阻塞血流，加重病情。所以，寒冬出门时别忘了戴围巾。

保暖鞋袜

寒从脚上起，双脚保暖非常重要。冬季在家中要穿带后跟的棉拖鞋，外出则要穿带绒或夹棉的棉鞋。袜子可选择加厚棉或羊毛袜，比较暖和。

冬季重在养肾

冬季与肾相通应，要注意护肾气，养精气，以收藏为要。

阳气偏虚的老年心血管病患者要多休息，不能过于疲劳，精力不要过度消耗和外泄。也不要让身体出汗过度，以免阳气外泄，加重虚弱。

对于中青年高血脂者，冬季应减少连续工作、熬夜加班、酒席应酬、剧烈运动等，房事也要适当节制，这些都会使精力消耗过度，不利于神志内藏、养护精气。

在饮食上，冬季宜多吃大枣、栗子、核桃、黑芝麻、香菇、山药、莲子、胡萝卜等温补身体的食物，适当搭配肉类。

加强室内运动

冬季严寒时，人们外出活动和运动都变少了，宅在家里成了常态，对减脂非常不利。因此，应注意加强室内运动。如利用跑步机健身，跳绳、打乒乓球、打羽毛球、练太极拳、举哑铃、做体操等，都可以在室内进行。

年节应酬要节制

冬季本来就是心血管病的高发期，再加上年节密集，吃喝应酬频繁，如果大鱼大肉、烟酒破戒，又情绪激动、生活规律被打乱，非常容易诱发心血管病，心绞痛、心肌梗死的发病率也大大增加。

高血脂者在年节期间应加强自我控制，推掉不必要的应酬，尽量保持原有的规律作息。必须参加聚餐酒宴时要控制进食量，少吃高脂、高热量食物，远离烟酒。

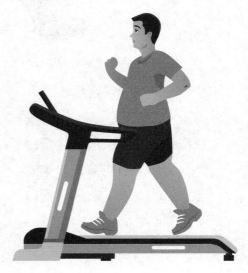

伍

经络穴位，
有效降脂的捷径

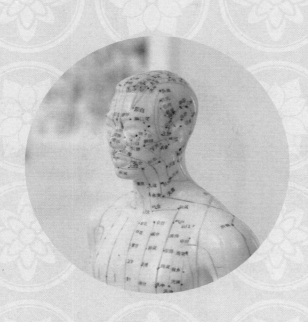

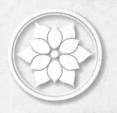

头面按摩，
消除昏沉困乏

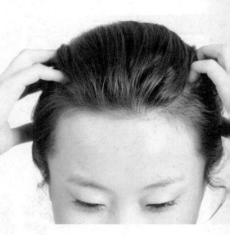

　　高血脂者由于心脑血管有硬化的现象，容易引起头面部血流不足，而出现头晕、困倦、头脑昏沉、耳鸣、视力模糊、脱发等问题。经常进行头面部的按摩，可改善血液循环，缓解昏沉困乏等不适，也有助于预防脑血管意外的发生。

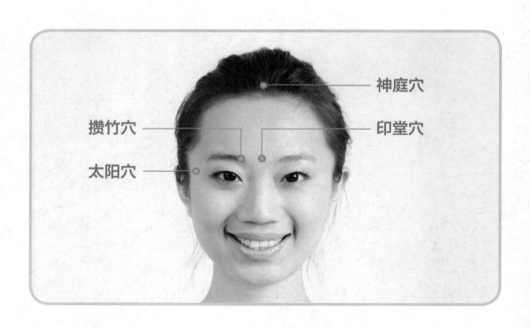

神庭穴

攒竹穴

印堂穴

太阳穴

🔔 印堂穴：在额部，两眉头连线中点处。

🔔 神庭穴：在头部，前发际正中直上0.5寸。

🔔 攒竹穴：在人体面部，眉毛内侧边缘凹陷处（即眉头处）。

🔔 太阳穴：在眉梢与外眼角之间，向后约1横指凹陷处。

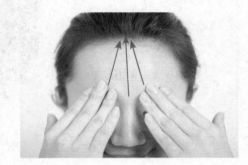

用手指指腹从攒竹穴向神庭穴推擦，再从眉心的印堂穴向神庭穴推擦。力度要较重，反复进行，直到感觉前额发红发热。此动作可缓解大脑昏沉、头痛。

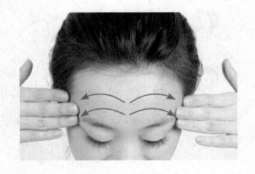

用手指指腹从前额中央分推至两侧太阳穴。力度要较重，反复进行。此动作又称为"开天门"，可以清醒头脑、消除疲劳、镇静安神、改善睡眠、降压明目。

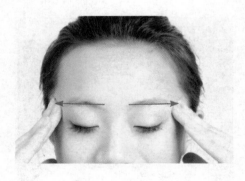

用双手四指从攒竹穴沿眉骨向太阳穴反复摩擦，再重力按揉太阳穴至有酸胀感。此动作能改善头面血运，缓解头晕脑胀、昏沉困倦。

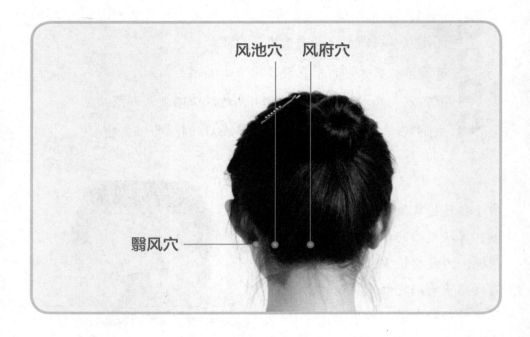

风池穴　风府穴

翳风穴

🔔 翳风穴：位于耳垂后方，耳根部，颞骨乳突与下颌骨下颌支后缘间凹陷处。

🔔 风池穴：位于项部，在枕骨之下，与风府穴相平，胸锁乳突肌与斜方肌上端之间的凹陷处。

🔔 风府穴：位于后发际正中直上1寸，枕外隆凸直下凹陷处。

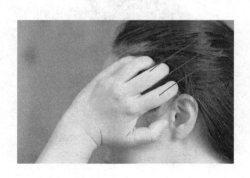

以双手指腹或指甲刮擦两侧耳上部位，从太阳穴附近向脑后平行刮擦，反复进行，至头部感到轻松。此动作能提神醒脑，消除困乏。

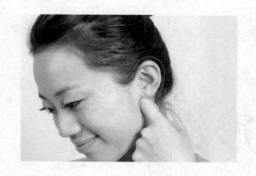

食指弯曲，用指关节刮耳郭外周，从上至下，重点按揉耳下翳风穴，反复进行。此动作可疏风清热、通络利窍，活化头面部气血。

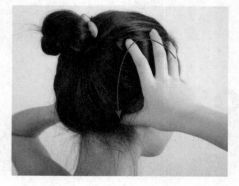

手指置于头顶部，以拇指沿耳周按揉太阳穴至风池穴，力度稍重，反复进行，可改善头痛眩晕、颈项强痛、目赤疼痛、鼻出血、耳鸣、感冒发热等症状。

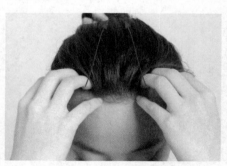

以十指指甲刮搓头顶部头皮，从发际处向后刮擦，反复进行，整个头皮均要刮到，直到感觉发红发热，力度要较重。此动作可降压、降脂、健脑、护发。

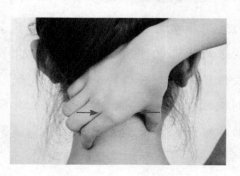

单手五指合力，提拿脑后两侧的风池穴，再重力按揉风府穴，反复进行。此动作可缓解眩晕、后脑痛、昏沉困乏、颈项强痛等不适，预防脑血管病。

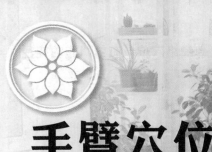

手臂穴位，
理气活血化瘀滞

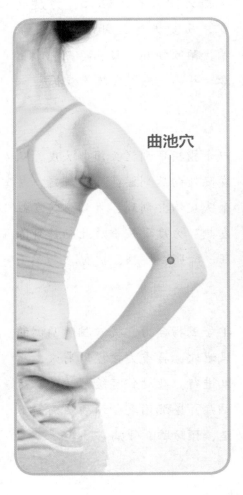

曲池穴

曲池穴：完全屈肘时，在肘横纹外侧端处。

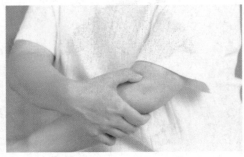

用大拇指重力按揉曲池穴，至感觉酸胀为止。也可用手指反复提拿此穴位，或用刮痧板的尖角部位反复刮拭此穴位，至感觉酸胀为止。此动作可降压、降脂，促进上肢血液循环和代谢。孕妇禁止刺激此穴。

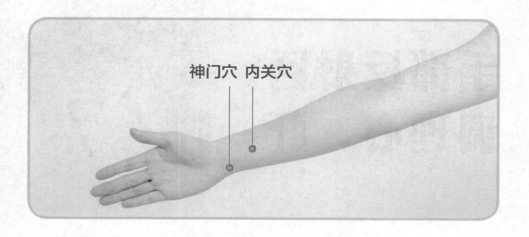

神门穴 内关穴

🔔 内关穴：位于腕臂内侧，掌长肌腱与桡侧腕屈肌腱之间，腕横纹上2寸处。

🔔 神门穴：位于腕横纹尺侧端，尺侧腕屈肌腱的桡侧凹陷处。

用大拇指重力按揉内关穴和神门穴，至感觉酸胀为止。也可用用刮痧板的尖角部位反复刮拭此两穴位，至感觉酸胀为止。

内关穴是心包经重要穴位，而神门穴是心经的重要穴位。刺激此两穴位，有助于防治和调养心血管疾病，对高血压、心绞痛、心烦不宁、心悸失眠、神经衰弱、头晕目眩等均有缓解效果。

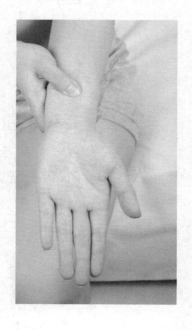

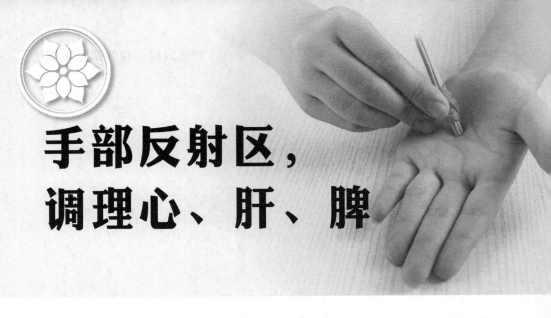

手部反射区，
调理心、肝、脾

双手随时随地都可以按摩，是最简便易行的保健部位。

双手分布着身体各脏腑器官的反射区，集中反映着全身各系统、器官、组织的健康状况。高血脂者应经常按摩手部的心、肝、脾这三脏的反射区，对降血脂、养护心血管非常有益。

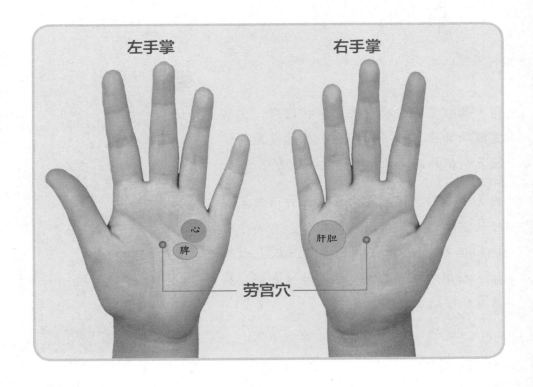

左手掌　　　　　　　　　　右手掌

心
脾
肝胆

劳宫穴

🔔 劳宫穴：位于掌心正中四陷处。

🔔 心反射区：位于左手掌，无名指与小指下方。

🔔 脾反射区：位于左手掌，心反射区下方。

🔔 肝胆反射区：位于右手掌，无名指与小指下方。

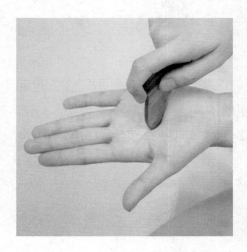

用刮痧板尖端刮拭并重力点按掌心劳宫穴，至产生酸胀感为佳（也可以用大拇指重力按揉，但刮痧板效果更好。没有刮痧板时，可以用几根牙签捆在一起，来加强刺激力度）。劳宫穴是心包经的重要穴位，常刮此处，可全面改善全身的心血管状况。

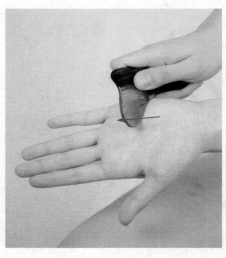

用刮痧板刮拭左手掌的心、脾反射区，以及右手掌的肝胆反射区。刺激心反射区能提高心脏功能；刺激脾反射区能提高代谢能力；肝脏是脂肪及胆固醇的合成、代谢场所，刺激肝胆反射区能促进脂代谢。

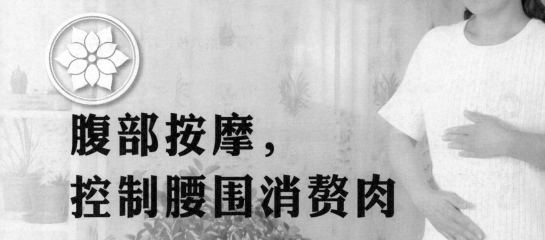

腹部按摩，
控制腰围消赘肉

　　腹部是脾胃、肝胆等内脏的所在区域，也是容易囤积脂肪的部位，高血脂者多有腰围超标、大腹便便的问题。经常按摩腹部，一方面能改善脾胃及肝胆功能、促进人体代谢，另一方面也能有助于燃烧腹部脂肪、消除腹部赘肉。

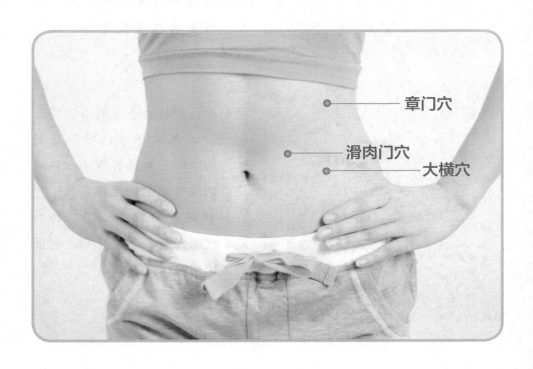

章门穴

滑肉门穴

大横穴

章门穴：位于人体的侧腹部，第11肋游离端的下方。

滑肉门穴：位于人体的上腹部，在脐中上1寸，距前正中线2寸处。

大横穴：位于人体的腹中部，距脐中4寸处。

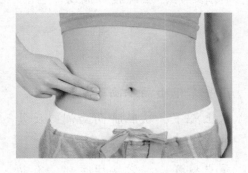

指揉章门穴、滑肉门穴及大横穴，各1分钟。可以疏肝健脾，理气散结，清利湿热，改善消化功能，消除气滞、便秘、腹痛，并能减脂瘦身。

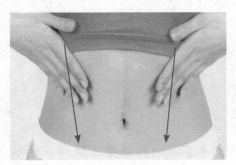

双手手指及手掌从两侧肋下章门穴，向直下方推擦，力度稍重，反复进行。可疏解肝郁气滞，促进脾胃运化，消除腹部赘肉。

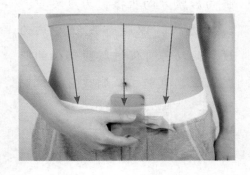

如果腹部赘肉较多，手的力量不够，可以用刮痧板来刮拭腹部赘肉。由上至下整个腹部都刮到，至腹部产生热感为佳。

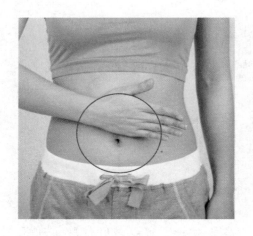

以掌根按揉、推擦腹部，用力稍重。以肚脐为圆心，顺时针30圈，再逆时针30圈。常做此动作，可改善消化不良、便秘、腹胀、腹痛等肠胃不适，并能促进脾胃运化，燃烧腹部脂肪。

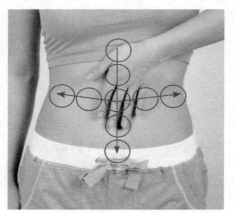

用手掌根小面积画圆按揉腹部，从上至下，从肚脐向两侧，反复进行。赘肉多的部位加大力度，重点按揉。经常按揉腹部，有助于消脂瘦身，控制腹围、腰围。

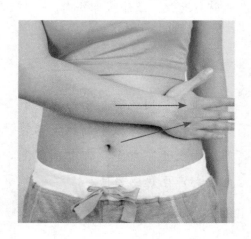

用手掌及四指推擦上腹部，从肚脐向后腰方向推擦，力度要重，反复进行，以腹部发红发热为度。此动作可促进腰腹部位的脂肪燃烧，有助于减脂瘦身、控制腰围。

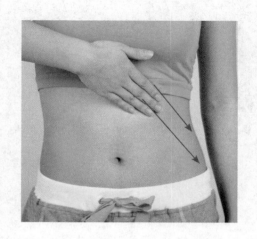

右手放在左侧肋骨下，以手掌、掌根或四指从上向斜下方沿肋骨下缘推摩，力度要重，反复进行。此动作可排解胸腹滞气，缓解胸闷、胸胁气痛、腹胀、腹痛、烦闷抑郁、消化不良。

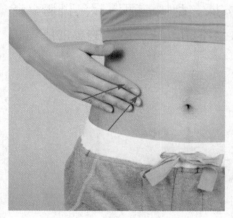

以手部四指或虚掌拍击腹部四周，力量以感觉肌肉震颤为度。每次3～5分钟，每天2~3次。这个动作能燃烧脂肪、消除腹部赘肉，尤其适合腹部松软肥胖、大腹便便的高血脂者。

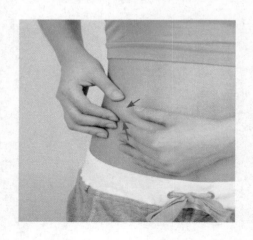

用双手五指提拿腰腹部赘肉，从胁肋部到小腹部均提拿一遍，并在拿起时加力捻揉。反复做此动作，可促进脂肪消解，改善高血脂者腰腹肥满、赘肉过多的问题。

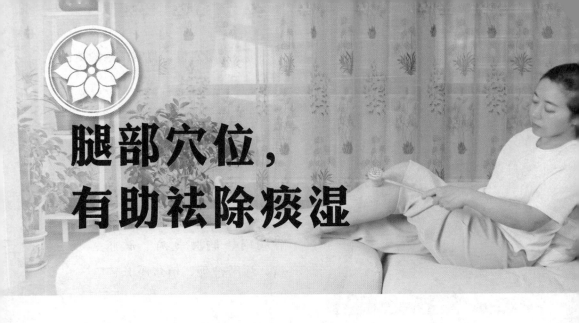

腿部穴位，
有助祛除痰湿

　　腿部贯穿着脾经、肝经，经常按揉、刮拭，可以起到健脾、除湿、降脂、消肿的作用，尤其对于久坐不动、缺少运动的高血脂者，更应多做腿部按摩，以促进代谢。

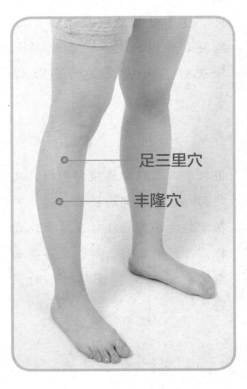

足三里穴

丰隆穴

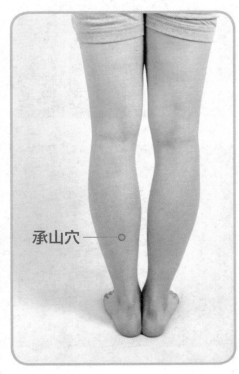

承山穴

🔔 足三里穴：位于外膝眼下四横指，胫骨外一横指。

🔔 丰隆穴：位于外踝尖上8寸，条口穴外1寸，胫骨前嵴外2横指处（或腿外侧膝眼和外踝连线中点，胫骨前缘外侧1.5寸）。

🔔 承山穴：位于小腿后面正中，在伸直小腿和足跟上提时，腓肠肌肌腹下出现的凹陷处。

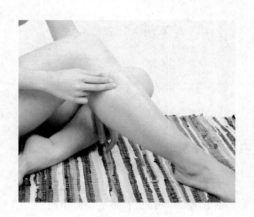

用手指或指关节重力按揉足三里穴和丰隆穴，也可用刮痧板的尖角部位刮拭此两穴位。各5分钟，以产生明显酸胀感为宜。可健脾化湿，有助于排出体内痰湿，促进脾胃运化，改善人体代谢功能，有一定的减肥、降压作用。

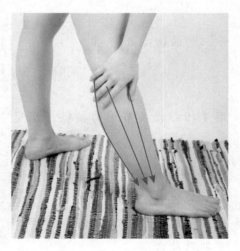

以手指或指关节重力按揉小腿后部的承山穴，再以手掌推揉小腿外侧及后部，从小腿弯曲部位至跟腱脚踝部位。也可用刮痧板反复刮拭。此方法能排除下肢湿气，消水肿，祛痰湿，助运化，有一定的降脂、排毒作用。

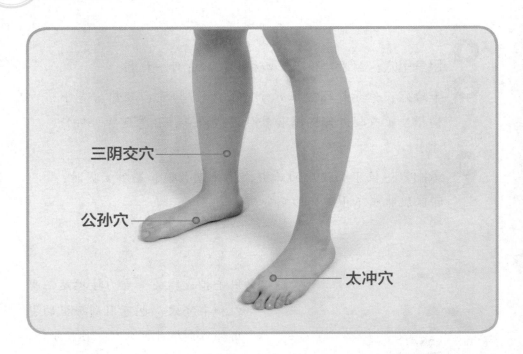

🔔 三阴交穴：位于小腿内侧，在足内踝尖上3寸处，胫骨内侧缘后方。

🔔 公孙穴：位于足内侧缘，当第1跖骨基底的前下方，赤白肉际处。

🔔 太冲穴：位于第1、第2跖骨结合部之前凹陷处。

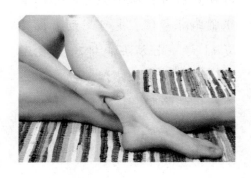

用手指或指关节重力按揉三阴交穴3~5分钟。此穴位于脾经、肝经、肾经三经交汇之处，常按可健脾、调肝、补肾、安神，并促进脂肪代谢，降低血脂。孕妇不宜刺激此穴。

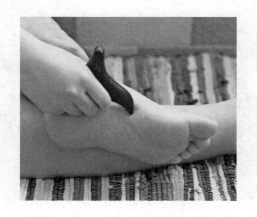

用指关节按揉或刮痧板的尖角刮拭公孙穴，至产生酸胀感为宜。常按此穴可健脾益胃、通调经脉、理气宽胸、降痰除烦，是防治消化系统疾病和心胸疾病的重要穴位，适合脂代谢异常及心血管疾病者保健。

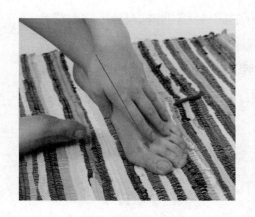

用大拇指或指关节重力按揉太冲穴，也可用刮痧板的尖角刮拭此穴位，至产生酸胀感为宜。再用手掌推擦脚背，从脚踝至足趾，反复推擦至发红发热。刺激太冲穴可清肝明目、泻热降压，改善头痛眩晕、烦躁胸闷、气逆胀痛、目赤肿痛等症状。

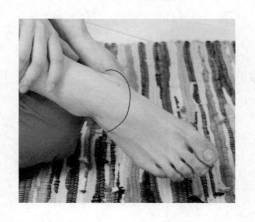

手掌握住脚后跟，顺时针旋转脚踝20次，再逆时针旋转20次。此动作可拉伸刺激经过足部和脚踝的脾经、胃经、肝经、胆经、肾经、膀胱经等6条经脉，改善下肢血液循环，化痰除湿，消除水肿，有益降脂、降压、降糖。

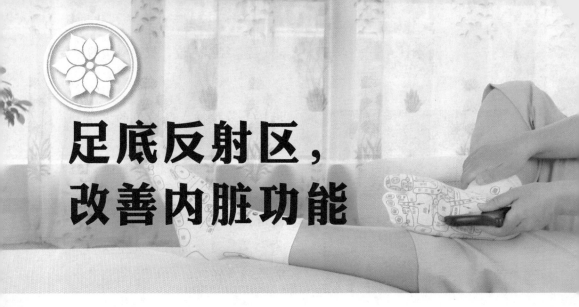

足底反射区，
改善内脏功能

足部虽与内脏器官距离最远，但由于经络相连，因此与五脏六腑关系紧密。足底和手部类似，分布着身体各脏腑器官的反射区。高血脂者如能经常按摩足底的心、肝、脾这部分反射区，能起到很好的降血脂、养护心血管及全身保健的作用。

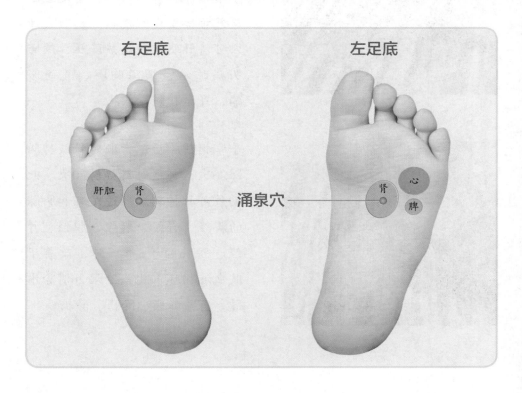

右足底　　　　　　　　　　　　　　　　　　左足底

肝胆　肾　——涌泉穴——　肾　心　脾

🔔 涌泉穴：位于足前部凹陷处第2、第3趾趾缝纹头端与足跟连线的前1/3处。

🔔 心反射区：位于左足底，第4、第5趾下方。

🔔 脾反射区：位于左足底，心反射区下方。

🔔 肝胆反射区：位于右足底，第4、第5趾下方。

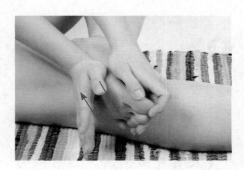

用大拇指或指关节重力按揉足底涌泉穴3~5分钟，再用手掌心快速搓脚心，直到脚心发热发烫。此动作可使心肾相交，改善高血压、眩晕、烦躁失眠、疲惫乏力、更年期综合征等不适。

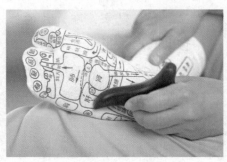

用手指或指关节重力按揉左足底的心、脾反射区及以涌泉穴为中心的肾反射区。再按揉右足底的肝胆反射区及以涌泉穴为中心的肾反射区，可全面改善心、脾、肝、肾的功能，有利于降"三高"。

🔔 足底按摩常用按摩棒、刮痧板的尖角部位等，来加强对反射区的刺激，并对痛点或出现条索状、颗粒感的部位进行重点刮拭，以产生酸、胀、麻感为佳。

🔔 如果总是记不住足底反射区的位置，可以买一双印着反射区位置的足底按摩袜，穿上它按摩更方便准确了！

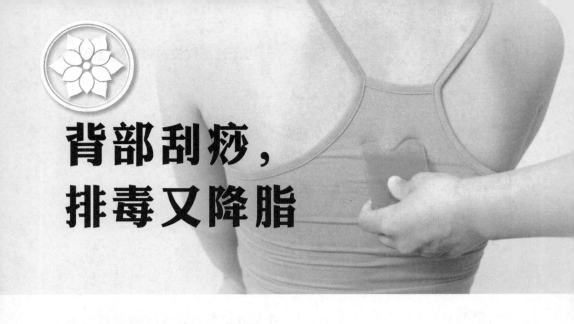

背部刮痧，
排毒又降脂

人体的后背也分布着五脏六腑的反射区。从颈下2寸开始，以手掌大小为一个反射区，向下依次顺序为肺区、心区、肝区、脾区、肾区、排泄区、生殖区，共7个反射区。因此，背部保健也可以起到全身保健的作用。

背部保健可以用推背的方式，但不如刮痧的效果好。一方面，刮痧的力度更重，对穴位的刺激更加有力和准确，对于较深或夹在肌肉、骨缝中的穴点也容易刺激到，尤其是对于肌肉厚实的肥胖多脂者来说，用刮痧板去刺激一些穴位才有感觉。另一方面，刮痧可以直接排毒，化解瘀滞效果更为显著。

🔔 大部分疾病都是由于气血瘀滞造成的，"痧"是一种病邪的排泄产物，"出痧"意味着"给邪以出路"，从而改善气血平衡。刮痧中的"出痧"现象，即大片的红色出血点，说明毒邪通过皮肤直接排出，从而起到消解瘀阻废物、健身防病的作用。

🔔 红斑颜色的深浅通常是病症轻重的反映。较重的病，"痧"就出得多，颜色也深；如果病情较轻，"痧"出得少些，颜色也较浅。

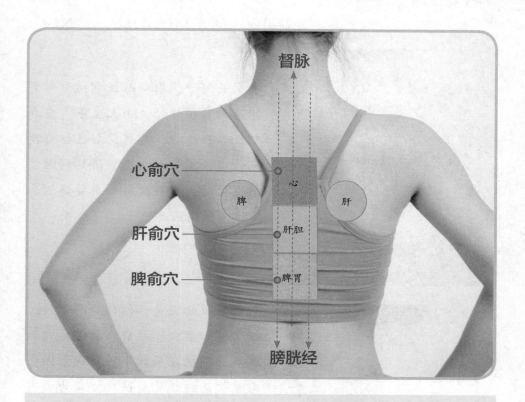

心俞穴：在背部，在第5胸椎棘突下，旁开1.5寸。

肝俞穴：在背部，在第9胸椎棘突下，旁开1.5寸处。

脾俞穴：在背部，在第11胸椎棘突下，旁开1.5寸处。

督脉：在背部正中，从尾骨向上沿脊柱经头顶至面部。

膀胱经：在背部为脊柱沿线两侧1.5寸，由上至下。

心反射区：位于督脉及两侧膀胱经心俞穴上下。

肝胆反射区：位于督脉及两侧膀胱经肝俞穴上下，以及背部右侧肩胛下方。

脾胃反射区：位于督脉及两侧膀胱经脾俞穴上下，以及背部左侧肩胛下方。

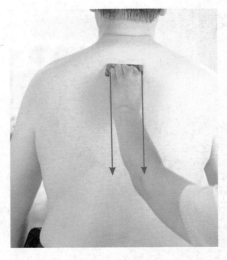

直坐或俯卧，用刮痧板刮拭背部督脉两侧的膀胱经，由上至下。重点刮拭心、肝胆、脾胃反射区，力度应较重，可活血化瘀、清热利湿、排毒化滞，有效改善心血管瘀阻、血运不畅的状况。

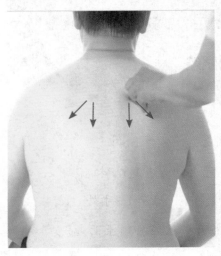

用刮痧板的尖角部位刮拭两侧膀胱经上的心俞穴、肝俞穴和脾俞穴。然后再刮拭左肩胛下的脾反射区、右肩胛下的肝反射区，方向为由内向外或由上向下。至产生酸胀感或有出痧发红现象。经常刮拭这些穴区，能有效提高相应脏腑功能，增强脂类代谢能力。

🔔 每次刮约15厘米长，每个部位20下，只要毛孔张开，或有痧出现就可以停止刮拭。刮拭过程中注意寻找痛点、不顺畅以及有结节的部位，并作重点刮拭。

🔔 只想起到预防保健作用的也可以隔衣刮。

陆

保持好心情，降脂的心理疗法

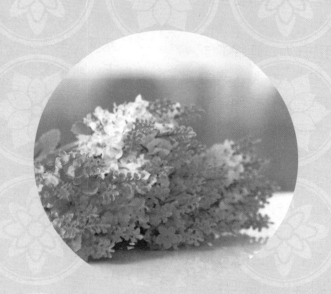

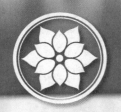

心理因素影响血脂代谢

心理因素是诱发心血管疾病的重要原因

心理就是精神，是感觉、知觉、记忆、思维、情绪、情感、性格的总称，是客观事物在人类头脑中的反映。

长期精神压力、睡眠不佳、过度紧张、焦虑、忧愁、悲伤、抑郁及情绪剧烈变化，均会影响血脂代谢。不良情绪的积累会使人体内分泌系统紊乱，导致血中胆固醇、甘油三酯水平升高，血管收缩，血压上升，使血管处于收缩痉挛状态，脂类物质容易在血管壁内沉积，从而引发或加重高血脂、动脉硬化、高血压、冠心病等心血管疾病。

国内流行病学调查发现，有些患高脂血症的老年病人，离退休之后，在药物和饮食习惯、生活方式不变的情况下，血脂浓度常常会明显下降甚至逐渐恢复正常，且血脂下降是稳定、持久的，并不是短暂波动。显然，其血脂浓度下降与离退休密切相关。由于离退休者脱离了紧张的工作环境，血脂代谢障碍有可能得到了纠正。这也在一定程度上反映出心理因素对血脂代谢的影响。

心理健康是"健康基石"

世界卫生组织将健康定义为：没有疾病和虚弱症状，有完整的生理、心理状态和社会适应能力。

具体地说，一个健康的人有四大标准。其中，只有一条是关于形体的，其他三条都是关于心理的。也就是说，一个健康的人，不仅要身体健康，更要有健康的心理，心理健康是真正的"健康基石"。

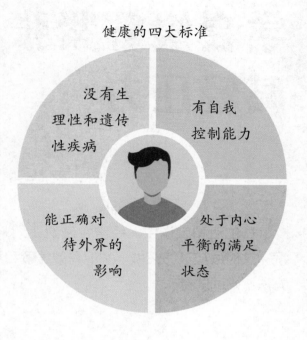

健康的四大标准

没有生理性和遗传性疾病

有自我控制能力

能正确对待外界的影响

处于内心平衡的满足状态

"调情志、养心神"是降脂良方

中医认为，情志问题是很多疾病的发病诱因。心主血脉而藏神，具有主宰五脏六腑、一切生理活动和精神意识思维活动的功能。人的心、神是合一的，神定则心安，一旦神出了问题，心就不得安宁。精神心理因素不解决，心血管疾病的防治就比较困难。

高血脂、高血压、心脏病等心血管疾病患者在日常调养中，应注重"调情志、养心神"，避免喜、怒、忧、思、悲、恐、惊等"七情"过度的状况。这与现代医学的观点完全一致。

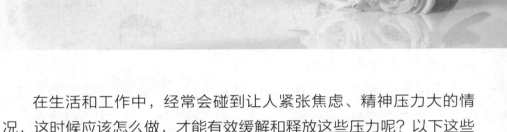

学会缓解紧张，减轻压力

在生活和工作中，经常会碰到让人紧张焦虑、精神压力大的情况，这时候应该怎么做，才能有效缓解和释放这些压力呢？以下这些方法不妨试试看。

任务列清单，各个击破

事情多到手忙脚乱、头晕脑涨、压力太大时，先抽出时间静下心来，把要做的事情一件一件列出来，按照紧要程度或难易程度（应从紧到缓、从易到难）列个清单，然后有条不紊地一件件去做，各个击破，完成一个划掉一个。这样能理清头绪，了解进度，心中不慌，就不会太过紧张焦虑了。

切忌没有头绪、一团乱麻、盲目着急，对事情进展没有任何帮助。

时间安排留有余地

时间安排不能太满、太紧，要考虑到中途可能会有一些不可预知的因素干扰。赶时间时早点出发，工作安排留有余地，都能避免疲于奔命、紧张焦虑的情况。

讲个笑话

紧张的时候，一个轻松的玩笑，能让身心放松愉悦，是有效缓解紧张焦虑的良药。

深呼吸

紧张会使呼吸急促、心跳加快、胸闷头痛，此时应离开让人憋闷的环境，找个通风良好的场所多做深呼吸，可有效缓解紧张。

冥想放松

通过闭目冥想来放松，清空大脑。想象一下美好的事物或你最喜欢的事物，可以最大程度地放松身心，达到一种"入静"状态。此法特别适合紧张、疲劳、睡不好觉的人。

放慢语速和动作速度

语速快、动作快、反应快的人紧张程度高。让语速慢一点儿，语气平和一点儿，只要关键点都说到了，什么事也不耽误。行动时把动作放慢一些，身体也会放松许多。

保证休息

合理安排工作时间，该休息时休息，该睡觉时睡觉，每天睡眠时间不少于6小时。

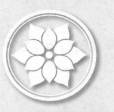

气大伤身，防病先要消消气

中医认为，怒伤肝，不仅引起肝火上炎、气机不调，还会伤及其他脏腑，出现心神扰乱、脾胃气痛等问题。而且，肝是脂肪合成与代谢的场所，肝功能受损会直接影响脂类代谢，加重高血脂病情。

高血脂、动脉硬化、高血压、冠心病等心血管疾病患者一旦动怒，容易血压升高、血管痉挛，往往出现心率加快、面红耳赤、急火攻心的状况，严重时会发生心绞痛、脑出血等危险。

因此，心血管疾病患者要注意调控自己的情绪，"莫生气"是自我保护的一个关键。

但在生活中，再没脾气的人也很难做到完全不生气。发怒是人的自然生理反应，而制怒却是后天修炼的结果，不是人人都能做到的。以下这些方法对制怒有一定的作用，生气的时候试着做一下，也许就有意想不到的效果呢！

看喜剧

看喜剧、听相声、讲笑话都有相似的消气作用，使人精神愉悦、开怀大笑、气恼顿消。此时血管扩张，供氧量增加，血压下降，好胆固醇也会升高。

换位思考

处在不同立场的人，对问题会有不同的认识和判断，如果你处在对方的位置，也许就能理解对方了，不要把自己的意志强加于人。生气不能解决问题，沟通和协调，才能找到让各方都能接受的办法。

有气说出来

生气也不能憋着不说，最好找适当的渠道表达出来，即便不能解决问题，也能让怒火缓和、心态平衡一些。

少说一句

尽量减少争吵，以摆事实、讲道理为原则，莫逞口舌之快，有理不在声高。少说一句话，少生一分气，有理且让人，有台阶赶紧下，既有修养，又是一种自我保护。

喝杯清茶

气呼呼的时候喝杯清茶吧！平肝火，清燥热，降血压，还能让大脑恢复冷静，心神不再烦乱。

手机屏保反复提醒

平时爱生气的人不妨把手机屏保换成一些宽心、劝慰的话，就当作是"消气贴"吧。或幽默，或调侃，或自我解嘲，一开手机就看到它，时时提醒自己"不要生气""气大伤身""不值得"。

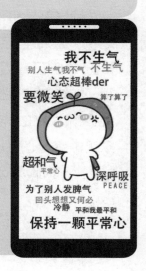

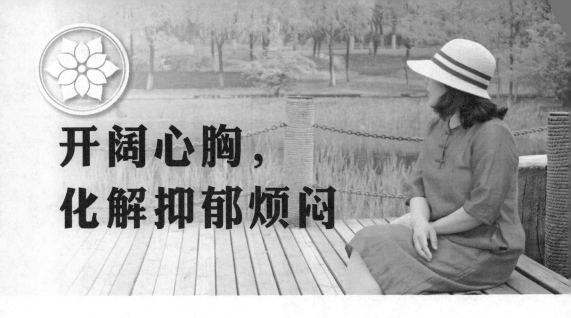

开阔心胸，化解抑郁烦闷

除了要特别注意控制发怒之外，高血脂等心血管疾病患者还容易抑郁烦闷，出现胸闷气短、长吁短叹、忧愁悲观、心悸失眠等现象，这些不良情绪对血管也有不可忽视的影响。在日常生活中，应尽量让自己心胸开阔一些，尽量化解各种负面情绪。家人和朋友也要多从心理上关爱心血管病患者。以下这些调节情绪的方法很管用。

读书

读好书是和智者交谈，建议多看经典名作、名人传记或自己喜爱领域的书籍，它能开阔视野，启发思维，顿悟人生，使人在潜移默化中变得心胸开阔，气量豁达，抑郁烦闷也随之消散。

适当哭泣

悲伤、忧愁、烦闷的时候不要忍住眼泪。眼泪是排解心灵压抑的重要通道，哭泣能缓解压力，释放悲伤、痛苦、委屈、紧张、郁闷、不安等不良情绪。哭出来，心情就好多了。尤其是男性，不要压抑眼泪。

运动

汗水和眼泪一样，也是一种排毒的通道。运动过程中出出汗，身心都会轻松很多。此外，运动也会改善血管状态和全身的血液循环，一举多得。

呼喊

到山上、河边等人少的地方大喊几声，可以把积在胸中的郁闷发泄出来。但切勿在人多处扰民、制造噪音。

晒太阳

常年阳光不足的地方抑郁者比例很高。阳光给人带来温暖、光明、活力、快乐等正能量，能扫除心中阴霾，是抵御不良情绪的良药。

旅游

外出旅游，放个长假，对缓解不良情绪非常有益。大自然是生命的家园，身处其中，心灵可以得到最好的安慰和治愈。陌生环境的新奇也能转移注意力，让人远离烦恼之所，乐而忘忧。

唱起来

音乐是灵魂的慰藉者，它使人身心放松，或欢愉，或宁静。不论是倾听，还是弹奏、演唱，都能让人心胸畅达，烦闷顿消。

一个拥抱

身体接触可以给人以安全、信赖、亲密的感觉，郁闷的时候，得到家人、朋友的拥抱，对安抚情绪非常有效。

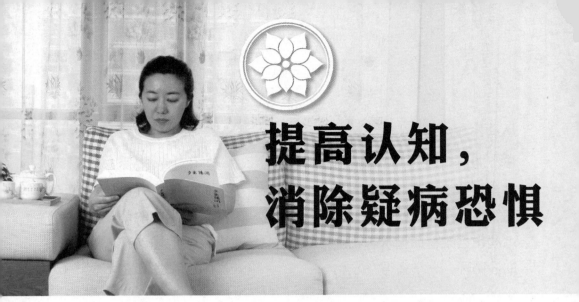

提高认知，
消除疑病恐惧

　　有些人得了高血脂、动脉硬化后，总处于一种恐慌心态中，担心血管堵塞、斑块脱落，担心突发意外等，尤其是病情较重的老年患者，恐惧心理常常比较严重。长期处于这样的心态下，对心血管健康更为不利。只有积极配合治疗，保持良好的生活习惯，尤其是保持健康稳定的心态，才能更好地控制血脂。恐惧心理主要有以下的表现。

疑病

　　容易夸大病情的严重程度，放大不适感觉，有病情加重的心理暗示，并反复求医。

不信任

　　对周围人（医生、家人等）的不信任感增强，猜疑、计较他人言行，有时会产生妄想。

依赖

　　疾病会使人意志力减弱，病人常会要求更多的关注、照顾和探望，否则就会感到孤独无助，担心被抛弃。

自怜

　　病情较重、有痛苦经历、长期不适者容易失去生活的勇气，易悲伤哭泣、自叹自怜。

　　恐惧感一般由以下三大原因产生，有针对性地去化解，才能逐渐消除不良心理，让情绪更稳定。

　　人对自己不了解、不熟悉、难以把握的事会产生恐惧感。

　　对策：提高认知程度，对疾病有理性、客观的认识。

不了解

　　对未来的不确定，过度想象各种状况，也易产生恐惧。

　　对策：尽量不要去想它，让一切顺其自然，乐天知命，把注意力转移到其他事物上。

不确定

恐惧

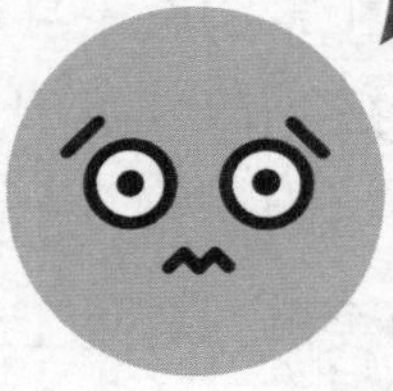

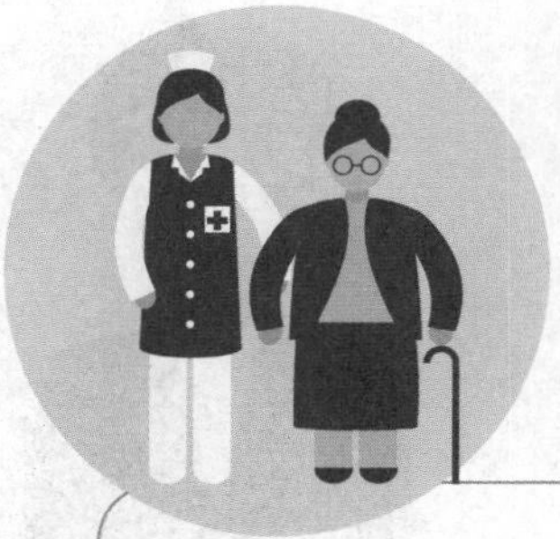

痛苦经历

　　曾发生过心血管意外，做过手术，甚至有些后遗症，害怕再次发生。

　　对策：积极预防，勇敢面对，消除容易发生意外的各种诱发因素。家人的关爱也非常重要。

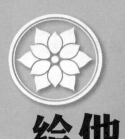

给他们
多些关爱

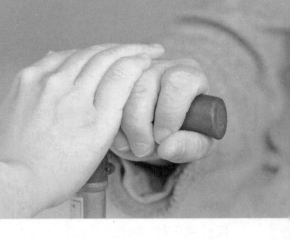

职场精英，肩负巨大压力的人群

现代社会节奏快、竞争强、压力大，那些能在职场上出人头地、光彩夺目的精英人士，背后无不是付出了巨大的心力。他们普遍有很强的责任心、使命感和紧迫感，斗志旺盛，永不言弃，愿意为理想和目标竭尽全力。当然，这样的工作态度值得肯定，也是社会所需要的，但从健康角度讲，忘我工作会使身心劳损、透支健康。中青年精英人士（尤其是男性）过劳猝死的情况时有所闻，心脏病突发的比例尤其高，这正是长期心力交瘁，心血管不堪重负造成的！

对于这类人群，除了自己要多注意缓解压力、调节生活外，家人也要付出更多的关爱，尽量给他们减轻心理压力，让他们在工作之余，把脚步放慢，去享受生活的美好。

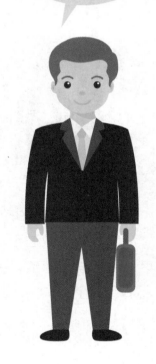

中年男性
既是职场中坚力量
也是中年危机人群
对他们少指责、抱怨
多赞美、鼓励

更年期女性，情绪维稳的重点人群

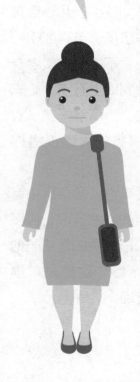

更年期女性
情绪容易不稳定
对她要多一点
理解、包容
陪伴、倾听

女性在45～55岁的10年间，既是更年期前后，又是心血管疾病容易发作的时期。此时女性的月经逐渐停止，体内雌激素水平陡降，容易使内分泌紊乱，脂类代谢失调，导致血压、血脂出现异常。

女性更年期综合征还多出现头晕目眩、失眠、心悸、疲劳、健忘、骨质疏松等问题。身体的不适也会给心理带来很大影响，表现为情绪波动大，易急躁、焦虑、心烦、发怒、敏感、抑郁、哭泣等。而长期积累的不良情绪也是心血管疾病的诱发因素。

因此，处于更年期的女性一方面要控制好饮食、加强锻炼，另一方面要格外注意调控情绪。这个年龄的女性常常工作遭遇瓶颈，生活中上有老、下有小，要面面俱到，特别操心劳神。情绪不佳时多自我疏解或找人倾诉，对老人多宽容，对孩子多放手，对工作不强求，就能慢慢减轻焦虑感。做到"不抱怨，不攀比，不计较，远离是非，远离负能量，过好自己的人生"，心情也会好起来。

对于家人来说，如果遇到更年期女性喜怒无常、情绪多变，还要给予更多的理解包容，多些陪伴、倾听和关注，有助于平稳情绪。

老年人群，要格外关注心理健康

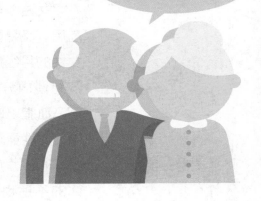

儿女多回家看看就开心了

我们常常只关心老年人的身体健康，而对心理健康关注不足。其实，随着身体的逐渐衰老，老年人的心理也会产生变化。研究表明，老年冠心病患者约50%存在抑郁情绪，70%存在焦虑情绪障碍，其中15%存在重度焦虑。心绞痛及致死性血管事件与惊恐、焦虑发作密切相关。情绪波动大者发生心血管急症的风险明显增高。

老年人多肾气亏虚，中医认为，在情志方面，肾主恐，肾衰则容易惊恐，因此，不少老年人有疑病、易受惊吓、胆小、心神不安、猜忌、焦虑、担心、悲观、忧愁等表现，也有部分与大脑的衰退有关。

老年人对于自身的心理问题也要有足够的认识，注意控制情绪。一是要通过修身养性来提高修养，找些爱好和乐趣，让精神有所依托；二是远离是非环境，看淡名利得失，清静才能养心；三是保持乐观心态，接受身体衰退的现实，学会与疾病长期共存；四是对子女放手，儿孙自有儿孙福，管多了反而自寻烦恼；五是尊重他人，不能倚老卖老、任性妄为。做到以上五点，心态就能比较平和，心情舒畅了，对调养身体疾病有很大的促进作用。

对于子女来说，如果家中老人出现了不良的心理状况，应多安抚和陪伴，最重要的是给予他们更多的安全感，这也是"孝顺"的具体表现。

安全用药，
把副作用降到最低

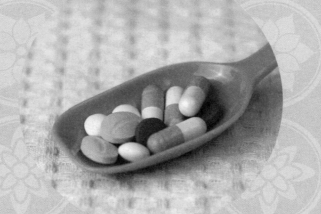

什么情况下
需要用降脂药

检查出血脂高之后，有些人认为血脂高的人多的是，不痛不痒，没有不适症状，没必要服药。也有些人担心药物有副作用，认为只要通过节制饮食和运动锻炼来控制血脂就可以了。

其实，是否应服用药物还要看每个人的具体情况。饮食和运动是调控血脂的有效手段之一，但并不能完全替代药物的作用。在以下几种情况下，只有规律服用降脂药才能将血脂降下来，这时千万不可任性，一定要听医生的意见。

节食、运动后，降脂效果不明显者

血脂轻微升高者可通过节食和运动控制血脂。但血脂明显升高者，如果节制饮食、中等强度运动3~6个月以后，血脂仍高于正常值，就需要通过药物来降脂了。尤其是低密度脂蛋白胆固醇，是血脂中最重要的指标，节食和运动只能使其降低5%~10%，而降脂药能使其降低30%~50%。

血脂正常，但动脉斑块多，兼有冠心病者

经过降脂治疗，血脂已经在正常范围内，是否就可以停药了呢？还真不一定！

不少高血脂者都有比较严重的动脉斑块，尤其是患有冠心病者，即使血脂正常，随着年龄增长，其血管狭窄及动脉斑块程度还是会不断加重。降脂药不但可以有效延缓血管狭窄的进展，还可以稳定动脉硬化斑块，有效避免斑块增长或脱落引发心肌梗死、脑卒中等危险。做了支架的患者更要坚持服降脂药，可减少再狭窄的情况发生。

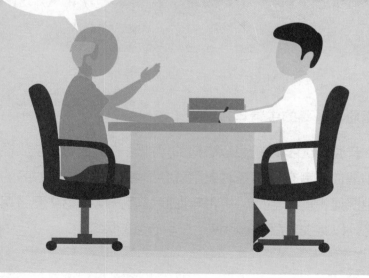

您有冠心病，颈动脉不稳定斑块较多，有多处狭窄，是高危人群。一般人低密度脂蛋白低于3.36mmol/L达标，您要低于2.6mmol/L才行，极高危者要低于1.8mmol/L。所以，还是要继续吃！

大夫，我的血脂指标已经正常了，就不用吃他汀了吧？

血脂偏高的高血压患者

长期高血压会导致血管内皮功能受损，血管内膜的完整性被破坏，也更容易造成血管壁增生、斑块活动性增强、容易脱落等问题，增加了引发心血管急症的危险。所以，高血压患者更应重视血脂状况，可以说这两种疾病是相辅相成、相伴而生的。

血脂正常的糖尿病患者

糖尿病和高血脂类似，都是一种代谢障碍性疾病。糖尿病患者被公认是心血管疾病的极高危人群，糖尿病患者血管老化得特别快，因此即使血脂不高，也应遵从医嘱，适当服用降脂药，对改善全身代谢功能、预防各类并发症都有好处。

血脂显著升高的中青年人

普通人50岁以前患冠心病的可能性较小，而有家族性高胆固醇血症者在较年轻时血脂就会显著升高，患冠心病的年龄也明显提前，因此，中青年血脂显著升高者也需要服用降脂药，以减少日后患冠心病、过早心衰的风险。

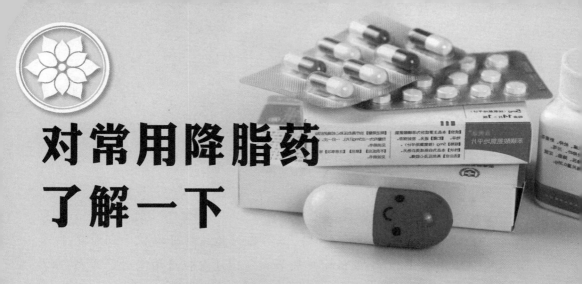

对常用降脂药
了解一下

　　高血脂者不应自行判断用药，而应遵从医嘱服药，这是用药常识中的重中之重。因为血脂状况、年龄、体质、是否有其他疾病等情况因人而异，调整血脂的药物又有很多，如果服得不对症、不适合，血脂状况就难以改善。了解一下高血脂药物的类型、特点和使用宜忌，有助于患者安心治疗。

常用降脂西药

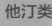

他汀类　　　以降低胆固醇为主
　　　　　　（如阿托伐他汀、瑞舒伐他汀、氟伐他汀、辛伐他汀、普伐他汀、洛伐他汀等）。

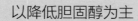

他汀类药物是高胆固醇血症治疗的首选，若使用他汀类药物后，胆固醇水平仍不达标，可与其他调脂药联用。

他汀类药物的不良反应有：肝功能异常，主要为转氨酶升高；肌肉不良反应，包括肌痛、肌炎和横纹肌溶解；长期服用有增加新发糖尿病的危险。如果患者肝肾功能不全，则不宜服用。

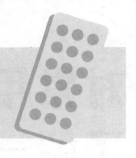

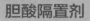 胆酸隔置剂

以降低胆固醇为主
（如考来烯胺、考来替兰等）。

效果与他汀类药物类似，但不易耐受，故可以较小剂量用于总胆固醇（TC）或低密度脂蛋白（LDL）轻度增高者。或与他汀类药物联合使用，治疗胆固醇极度增高者。

 贝丁酸类

以降低甘油三酯为主，轻中度降低胆固醇
（如非诺贝特、苯扎贝特、吉非贝齐等）。

常用于高甘油三酯血症，在非药物治疗（包括节食、减重、戒除烟酒）后，甘油三酯仍不能达标者。

烟酸类

可降低胆固醇和甘油三酯
（如烟酸、阿昔莫司等）。

持续大剂量服用烟酸，对肝脏有一定的副作用，包括肝酶水平升高、黄疸病和肝炎等，使其应用受限。阿昔莫司的副作用较小。

常用降脂中药

复方丹参滴丸

含有丹参、三七、冰片。可活血化瘀，理气止痛。用于心胸绞痛刺痛、胸中憋闷、血脂增高、舌质紫暗或有瘀斑、脉涩者。适用于冠心病心绞痛伴血脂异常者。孕妇慎用。

绞股蓝总苷片

有养心健脾、益气和血、除痰化瘀、降低血脂的功效。常用于高血脂伴头晕肢麻、胸闷气短、健忘耳鸣、自汗乏力、舌淡暗苔白。服药时个别有胃部不适，继续服药可自行消失。

血脂康、脂必妥

两种药成分和功效类似。主要成分均为红曲，均有除湿祛痰、活血化瘀、健脾消食的功效。常用于脾虚痰瘀阻滞造成的气短、乏力、头晕、头痛、胸闷、腹胀、食少纳呆等；可用于治疗高脂血症，也可用于动脉硬化及心脑血管病的辅助治疗。

山楂降脂片

含有决明子、山楂、荷叶。清热活血，降浊通便，用于血脂增高、头晕目眩、胸闷脘痞、大便干结、口苦口干、舌质红、苔腻、脉弦滑者。脾虚便溏者不宜用。

脂降宁片

由山楂、何首乌、丹参、瓜蒌、维生素C等组成。可行气散瘀，活血通经，益精血，降血脂。用于血脂增高、头晕耳鸣、胸闷胸痛、失眠健忘、头痛、肢体麻木、舌暗红、苔腻、脉弦滑者。脾虚便溏者慎用。

降脂灵片

由何首乌、枸杞子、黄精、山楂、决明子组成。有补益肝肾、养血明目、降低血脂的作用。用于血脂升高、头晕目眩、视物昏花、目涩耳鸣、须发早白、腰腿酸软、舌红苔少、脉沉细者。服药时忌油腻辛辣食物。

决明降脂片

内有决明子、茵陈、何首乌、桑寄生、维生素C、烟酸等药物。可降低血脂，适用于血脂增高、头晕胁痛、纳差神疲、口干便秘者。肝胆湿热壅盛者忌服。

银杏叶片

可活血化瘀通络。用于瘀血阻络引起的胸痹心痛、中风、半身不遂、舌强语謇；冠心病稳定型心绞痛、脑梗死见上述证候者。

血滞通胶囊

以薤白为主要成分。通阳散结，行气导滞。用于高脂血症，血瘀痰阻所致的胸闷、乏力、腹胀等。

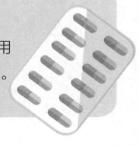

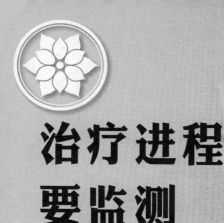

治疗进程
要监测

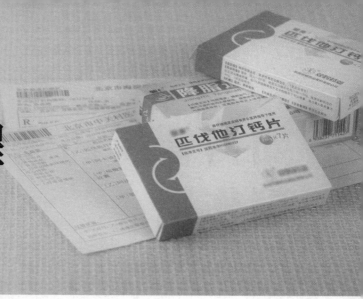

在服用降脂药治疗期间，要注意监测血脂水平，这样可以帮助医生了解治疗效果，调整用药，也可把药物的副作用降到最低。

用药治疗1~2个月后应复查血脂水平

达标，继续治疗，每6~12个月复查1次。

3~6个月
仍未达标，需调整用药，3~6个月后再复查，达到要求后延长为每6~12个月复查1次。

🔔 在药物治疗时，必须监测不良反应，包括肝、肾功能，血常规及必要时测定肌酶。

🔔 患者在服药期间如毫无原因地出现肌肉酸痛、脾胃不适等不良反应，应主动咨询医生，避免因用药不当、降脂过快或过于剧烈产生副作用，也能让医生掌握情况，及时调整用药。

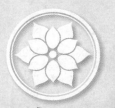

如何看待药物的副作用

"是药三分毒"，几乎所有的药物都存在一定的副作用，都可能对身体造成一些不利的影响甚至损害。

大部分患者在服用降脂药后，可以达到预期的治疗效果，并且副作用很小。但是有少部分患者在服用降脂药后，会出现一些不适症状。常见的症状包括肝功能损伤、肌肉损伤（主要是横纹肌溶解）等，另外还可能会出现糖代谢异常的情况。

但患者对于药物的副作用也不要太过恐惧、担心。不少人说"降脂药伤肝、伤肾，不能长期吃，能不吃就不吃"。这种想法有失偏颇，是否吃药还需要专业医生来评估，药物带给患者的益处和副作用到底哪个更大。如果益处更大，而且副作用是在可以控制的范围，那么用药是更好的选择。如果确实药物的副作用较大，可以这样调整用药。

停药或者换药。由于患者对不同药物的耐受程度不同，如果一种药物副作用较大时可以换另一种安全性相对高一点的药物。或者先停药观察一段时间，等身体恢复正常后再考虑用药。

如果转氨酶水平升高比较明显，可能需要加用保肝药进行治疗。

附录

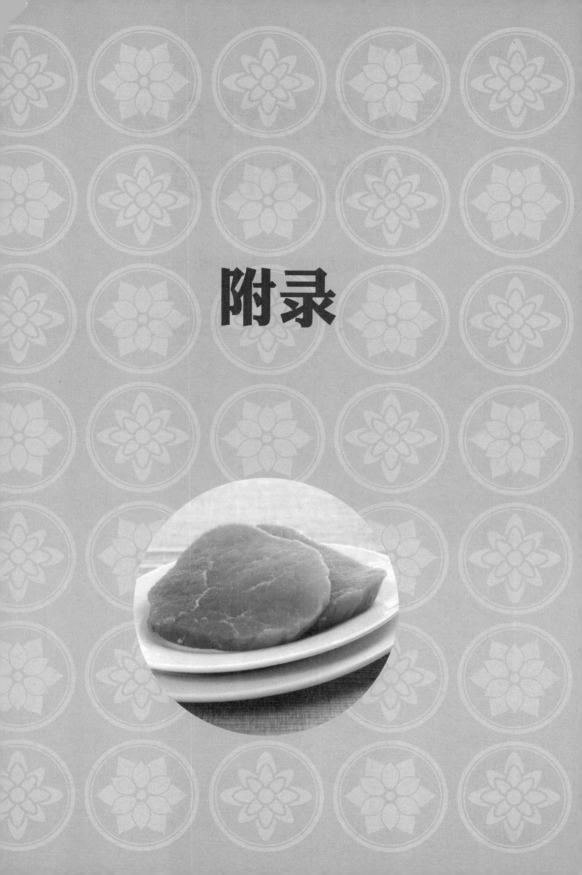

常见动物性食物脂肪含量表

鱼虾类脂肪的含量及脂肪酸组成比较

（单位：克，以100克可食部计算）

名称	脂肪	饱和脂肪酸	单不饱和脂肪酸	多不饱和脂肪酸
鲤鱼	4.1	0.8	1.3	0.6
青鱼	4.2	1.5	1.3	0.4
银鱼	4.0	1.0	1.1	1.5
鲢鱼	3.6	0.8	1.0	0.5
鲫鱼	2.7	0.5	0.8	0.5
海鳗	5.0	1.2	1.4	0.8
黄鱼	2.5	0.7	0.7	0.3
沙丁鱼	1.1	0.3	0.2	0.3
鲈鱼	3.4	0.8	0.8	0.6
鲐鱼	7.4	2.2	01.7	1.3
鲑鱼	7.8	2.0	4.3	0.7
鲳鱼	7.3	2.1	2.3	0.5
对虾	0.8	0.2	0.1	0.2

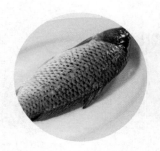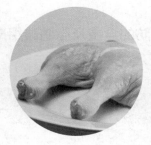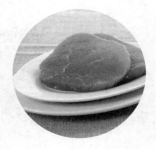

禽类脂肪的含量及脂肪酸组成比较

（单位：克，以100克可食部计算）

名称	脂肪	饱和脂肪酸	单不饱和脂肪酸	多不饱和脂肪酸
鸡	9.4	3.1	3.7	2.2
鸭	19.7	5.6	9.3	3.6
鹅	19.9	5.5	10.2	3.1
鸽	14.2	3.3	8.3	1.8
鹌鹑	3.1	1.1	1.0	0.8
鸡肝	4.8	1.7	1.1	0.6
鸡心	11.8	2.7	4.0	2.7
鸭皮	50.2	14.9	27.7	4.7
鸭肝	7.5	2.8	2.0	0.8
鸭心	8.9	2.2	3.7	1.1
鹅肝	3.4	1.6	0.5	0.3

蛋类脂肪的含量及脂肪酸组成比较

（单位：克，以100克可食部计算）

名称	脂肪	饱和脂肪酸	单不饱和脂肪酸	多不饱和脂肪酸
鸡蛋	9.0	2.7	3.4	1.2
鸭蛋	13.0	3.8	5.6	1.1
鸭蛋黄	33.8	7.8	16.0	2.1
松花蛋	10.7	2.8	5.0	1.2
咸鸭蛋	12.7	3.7	5.4	1.1
鹌鹑蛋	11.1	4.1	4.1	1.0

畜类脂肪的含量及脂肪酸组成比较

（单位：克，以100克可食部计算）

名称	脂肪	饱和脂肪酸	单不饱和脂肪酸	多不饱和脂肪酸
猪肉（后臀尖）	30.8	10.8	13.4	3.6
牛肉（均值）	4.2	2.0	1.7	0.2
羊肉（均值）	14.1	6.2	4.9	1.8
驴肉（瘦）	3.2	1.2	1.1	0.6

数据来源：《中国居民膳食指南》

常见动物性食物胆固醇含量表

（单位：毫克，以100克可食部计算）

食物名称	胆固醇含量	食物名称	胆固醇含量
猪肉（肥瘦）	80	鸡肝	356
猪肉（肥）	109	鸭肝	341
猪肉（瘦）	81	鹅肝	285
牛肉（肥瘦）	84	鸡蛋	585
牛肉（瘦）	58	鸡蛋黄	1510
羊肉（肥瘦）	92	鸭蛋	565
羊肉（瘦）	60	咸鸭蛋	647
猪肝	288	鲤鱼	84
牛肝	297	青鱼	108
猪脑	2571	海鳗	71
牛脑	2447	带鱼	76
猪肾	354	对虾	193
鸡（均值）	106	海蟹	125
鸭（均值）	94	赤贝	144
鹅	74	乌贼	268

图书在版编目（CIP）数据

这样做血脂才会降 / 余瀛鳌，陈思燕编著 . —北京：
中国中医药出版社，2019.1
ISBN 978－7－5132－5253－9

Ⅰ . ①这… Ⅱ . ①余… ②陈… Ⅲ . ①高血脂病－防治
Ⅳ . ① R589.2

中国版本图书馆 CIP 数据核字（2018）第 233252 号

中国中医药出版社出版

北京市朝阳区北三环东路 28 号易亨大厦 16 层
邮政编码　100013
传真　010-64405750
河北新华第二印刷有限责任公司印刷
各地新华书店经销

开本 710×1000　1/16　印张 13　字数 162 千字
2019 年 1 月第 1 版　2019 年 1 月第 1 次印刷
书号　ISBN 978－7－5132－5253－9

定价　48.00 元
网址　www.cptcm.com

社长热线　010-64405720
购书热线　010-89535836
维权打假　010-64405753

微信服务号　zgzyycbs
微商城网址　https：//kdt.im/LIdUGr
官方微博　http：//e.weibo.com/cptcm
天猫旗舰店网址　https：//zgzyycbs.tmall.com

如有印装质量问题请与本社出版部联系（010-64405510）